金·刘完素◎著

丁　侃◎校注

素问玄机原病式

（第二版）

U0746512

中医非物质文化遗产临床经典读本

第一辑

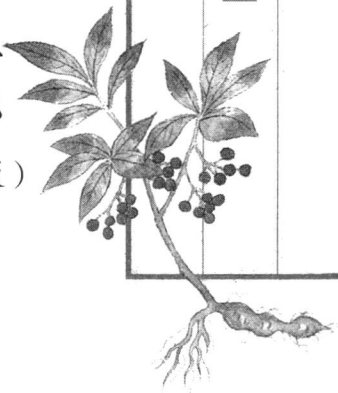

中国健康传媒集团

中国医药科技出版社·北京

图书在版编目（CIP）数据

素问玄机原病式 / （金）刘完素著；丁侃校注 . —2 版 . — 北京：中国医药科技出版社，2019. 7（2025. 10 重印）

（中医非物质文化遗产临床经典读本）

ISBN 978-7-5214-0871-3

Ⅰ . ①素… Ⅱ . ①刘… ②丁… Ⅲ . ①《素问》— 研究 Ⅳ . ① R221.1

中国版本图书馆 CIP 数据核字（2019）第 037813 号

美术编辑 陈君杞

版式设计 也 在

出版 **中国健康传媒集团** | 中国医药科技出版社

地址 北京市海淀区文慧园北路甲 22 号

邮编 100082

电话 发行：010 – 62227427 邮购：010 – 62236938

网址 www.cmstp.com

规格 880 × 1230mm $\frac{1}{32}$

印张 2 $\frac{1}{4}$

字数 50 千字

初版 2010 年 12 月第 1 版

版次 2019 年 7 月第 2 版

印次 2025 年 10 月第 2 次印刷

印刷 大厂回族自治县彩虹印刷有限公司

经销 全国各地新华书店

书号 ISBN 978-7-5214-0871-3

定价 **12.00 元**

获取新书信息、投稿、为图书纠错，请扫码联系我们。

版权所有 盗版必究

举报电话：010-62228771

本社图书如存在印装质量问题请与本社联系调换

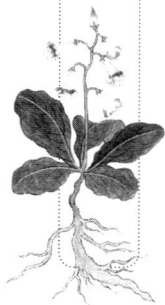

《素问玄机原病式》，医经类著作。简称《原病式》，又名《素问玄机》。金·刘完素著于南宋孝宗淳熙八年辛丑（金大定二十一年，即公元1181年）前后。

　　刘完素（约1120~1200年），字守真，号河间居士，又号通玄处士、宗真子、高尚先生。金代河间（今河北河间县）人。刘氏一生耽嗜医书，于《黄帝内经》尤刻意研究，深探奥旨，阐发火热病机有独到见解。其治火热之证主张用凉剂，以降心火、益肾水为主，临证多有奇验，医名震于四方，为"河间学派"之开山，位列金元四大家之首。

　　此书系刘氏以《素问·至真要大论》"病机十九条"作为基础，将原十九条一百七十六字演为二百七十六字以为纲领，在此基础上反复辨难，探微诀奥，引申二万余言而成。刘氏运用五运六气学说来阐发病因、病机以及转归，还在"病机十九条"的基础上增加了燥类，扩充了病种，特别是火、热两类。首创"六气皆从火化"、"五志过极皆为热甚"的理论，并提出辛凉解表和清热养阴之法，从而开创了"寒凉派"。

　　此书语言精练，说理透彻，对研究《内经》病机理论有重要的参考价值。也是研究刘完素学术思想以及临证特点的重要文献，对后世有广泛的影响。

《中医非物质文化遗产临床经典读本》

编 委 会

学术顾问（按姓氏笔画排序）

马继兴　王永炎　王新陆　邓铁涛　史常永

朱良春　李今庸　何　任　余瀛鳌　张伯礼

张灿玾　周仲瑛　郭子光　路志正

名誉主编　王文章

总 主 编　柳长华　吴少祯

编　　委（按姓氏笔画排序）

丁　侃　于　恒　于　雷　王　玉　王　平

王　体　王　敏　王宏利　王雅丽　孔长征

艾青华　古求知　申玮红　田思胜　田翠时

成　莉　吕文瑞　朱定华　刘　洋　刘光华

刘燕君　孙洪生　李　刚　李　君　李玉清

李禾薇　李永民　李仲平　李怀之　李海波

李超霞　杨　洁　步瑞兰　吴晓川　何　永

谷建军　宋白杨　张文平　张永鹏　张芳芳

张丽君　张秀琴　张春晖　陈　婷　陈雪梅

邰东梅　范志霞　国　华　罗　琼　金芬芳

周　琦　柳　璇　侯如艳　贾清华　顾　漫

郭　华　郭新宇　黄　娟　曹　瑛　曹金虎

谢静文　靳国印　翟春涛　穆俊霞

出版者的话

  中国从有文献可考的夏、商、周三代，就进入了文明的时代。中国人认为自己是炎黄的子孙，若以此推算，中国的文明史可以追溯到五千年前。中华民族崇尚自然，形成了"天人合一"的信仰，中医学就是在这种信仰的基础上产生的一种传统医学。

  中医的起源可以追溯到炎帝、黄帝时期，根据考古、文献记载和传说，炎帝神农氏发明了用药物治病，黄帝轩辕氏创造脏腑经脉知识，炎帝和黄帝不仅是中华民族的始祖，也是中医的缔造者。

  大约在公元前1600年，商代的伊尹发明了用"汤液"治病，即根据不同的证候把药物组合在一起治疗疾病，后世称这种"汤液"为"方剂"，这种治病方法一直延续到现在。由此可见，中华民族早在3700多年前就发明了把各种药物组合为"方剂"治疗疾病，实在令人惊叹！商代的彭祖用养生的方法防治疾病，中国人重视养生的传统至今深入民心。根据西汉司马迁《史记》的记载，春秋战国时期的秦越人扁鹊善于诊脉和针灸，西汉仓公淳于意善于辨证施治。这些世代传承积累的医药知识，到了西汉时期已蔚为大观。汉文帝下诏命刘向等一批学者整理全国的图书，整理后的图书分为六大类，即六艺、诸子、诗赋、兵书、术数、方技，方技即医学。刘向等校书，前后历时27年，是对中国历史文献最为壮观的结集、整理、研究，真正起到了上对古人、下对子孙后代的承前启后的作用。后之学者，欲考中国学术的源流，可以此为纲鉴。

这些记载各种医学知识的医籍，传之后世，被遵为经典。医经中的《黄帝内经》，记述了生命、疾病、诊疗、药物、针灸、养生的原理，是中医学理论体系形成的标志。这部著作流传了2000多年，到现在，仍被视为学习中医的必读之书，且早在公元7世纪，就传播到了周边一些国家和地区，近代以来，更是被翻译成多种语言，在世界许多国家广泛传播。

经方医籍中记载了大量以方治病和药物的知识，其中有《汤液经法》一书，相传是伊尹所作。东汉时期，人们把用药的知识编纂为一部著作，称《神农本草经》，其中记载了365种药物的药性、产地、采收、加工和主治等，是现代中药学的起源。中国历代政府重视对药物进行整理规范，著名的如唐代的《新修本草》、宋代的《证类本草》，到了明代，著名医学家李时珍历经30余年研究，编撰了《本草纲目》一书，在世界各国产生了广泛影响。

东汉时期的张仲景，对医经、经方进行总结，创造了"六经辨证"的理论方法，编撰了《伤寒杂病论》，成为中医临床学的奠基人，至今仍是指导中医临床的重要文献。这部著作早在公元700年左右就传到日本等国家和地区，一直受到重视。

西晋时期，皇甫谧将《素问》《针经》和《黄帝明堂经》进行整理，编纂了《针灸甲乙经》，系统地记录了针灸的理论与实践，成为学习针灸的经典必读之书，一直传承到现在。这部著作也被翻译成多种语言，在世界各地广泛传播。

中医学在数千年的发展历程中，创造积累了丰富的医学理论与实践经验，仅就文献而言，保存下来的中医古籍就有1万余种。中医学独特的思想与实践，在人类社会关注健康、重视保护文化多样性和非物质文化遗产的背景下，显现出更加旺盛的生命力。

中医药学与中华民族所有的知识一样，是"究天人之际"的学问，所以，中国的学者们信守着"究天人之际，通古今之变，成一家之言"的至理。《素问·著至教论篇》记载黄帝与雷公讨论医道说："而道，上知天文，下知地理，中知人事，可以长久。以教众庶，亦不疑殆。医道论篇，可传后世，可以为宝。"这段话道出了中医学的本质。中医是医道，医道是文化、是智慧，《黄帝内经》中记载的都是医道。医道是究天人之际的学问，天不变，道亦不变，故可以长久，可以传之后世，可以为万世之宝。

医道可以长久，在医道指导下的医疗实践，也可以长久。故《黄帝内经》中的诊法、刺法可以用，《伤寒论》《金匮要略》《备急千金要方》《外台秘要》的医方今天亦可以用，《神农本草经》《证类本草》《本草纲目》的药今天仍可以用。

或许要问，时间太久了，没有发展吗？不需要创新吗？其实，求新是中华民族一贯的追求。如《礼记·大学》说："苟日新，日日新，又日新。"清人钱大昕有一部书叫《十驾斋养新录》，他以咏芭蕉的诗句解释"养新"之义说："芭蕉心尽展新枝，新卷新心暗已随，愿学新心养新德，长随新叶起新知。"原来新知是"养"出来的。

中华民族"和实生物，同则不继"的思想智慧，与当今国际社会提出的保护和促进文化多样性、保护人类的非物质文化遗产的需求相呼应。世界卫生组织2000年发布的《传统医学研究和评价方法指导总则》中，将"传统医学"定义为"在维护健康以及预防、诊断、改善或治疗身心疾病方面使用的各种以不同文化所特有的理论、信仰和经验为基础的知识、技能和实践的总和"，点

3

明了文化是传统医学的根基。习近平总书记深刻指出："中医药学是中国古代科学的瑰宝，也是打开中华文明宝库的钥匙。"这套丛书的整理出版，也是为了打磨好中医药学这把钥匙，以期打开中华文明这个宝库。

希望这套书的再版，能够带您回归经典，重温中医智慧，获得启示，增添助力！

中国医药科技出版社

2019 年 6 月

校注说明

　　《素问玄机原病式》，金·刘完素著。成书于南宋孝宗淳熙八年辛丑（金大定二十一年，即公元 1181 年）前后，初刊于淳熙十三年丙午（公元 1186 年）之前。此书历代均有刊行，以单行本和《刘河间医学六书》丛书本两种形式流传。但元代以前的刻本，今已无存，我们现在所能见到的，只有明代以后的刻本。据《全国中医图书联合目录》以及《中国中医古籍总目》著录，以宣德本和嘉靖本为较早的版本。

　　本书系刘氏以《素问·至真要大论》"病机十九条"作为基础，将原十九条一百七十六字演为二百七十六字以为纲领，在此基础上反复辨难，探微诀奥，引申二万余言而成。将临床病证分为"五运主病"和"六气本病"十一大类，并在此基础上，进一步论述每种病证的机制及其治疗原则。

　　本次校注以中国中医科学院图书馆所藏的日本宽永 7 年梅寿刻本为底本，以嘉靖元年刻本（以下简称：嘉靖本）为主校本，以文渊阁四库全书本（以下简称：四库本）作为参校本。并参考了孙洽熙《素问玄机原病式》（人民卫生出版社）（以下简称：人卫本）、宋乃光《素问玄机原病式》（中国中医药出版社）的部分校注成果。

　　本次校注在保存底本原貌的前提下，突出实用性。为帮助读者理解原书内容，校注者在点校工作中遵循以下规则：

1. 底本错讹脱衍，需辨明者，据校本改正或增删，并出校记说明，可改可不改者，一般不改，出注录以校本之文，以供读者参考。

2. 原书引用他人论述，特别是引用古代文献，每有剪裁省略，凡不失原义者，一般不据他书改动原文；若引文与原义有悖者，则予以校勘。

3. 底本中确系明显的错字、讹字、俗字、别字以及笔画小误者，均予以迳改，不出校记。

4. 底本中的异体字、通假字、古今字一律迳改，不出注文。

5. 本书原为繁体竖排版，本次出版将繁体字一律改为规范的简体字，同时将竖排版改为横排版。

6. 全书添加现行的标点符号，以利阅读。值得说明的是，文中涉及书名加书名号；凡引用《灵枢》《素问》等篇名时，亦加书名号；书名与篇名同时引用时，用书名号，且书名与篇名间用隔点隔开，如《素问·上古天真论》《灵枢·小针解》等。若泛言"经云""本草云"时，其"经"与"本草"不加书名号。原文引用古代文献，因其往往不是古籍原文，故引文后只用冒号而不用引号。

7. 此次校注过程中，在不影响全书完整性的前提下，将所据日本底本中的假名以及注音一律删除，并将眉批移入正文中。

8. 由于年深代远，历经辗转传抄，原著中少数文句难以读通，又限于条件无法予以校正，姑存其旧，有待考证。

限于我们的水平，点校中难免存在不少缺点和错误，敬请同道指正！

校注者

2009 年 9 月

序

夫医教者，源自伏羲，流于神农，注于黄帝，行于万世，合于无穷，本乎大道，法乎自然之理。孔安国序《书》曰：伏羲、神农、黄帝之书，谓之三坟，言大道也；少昊、颛顼、高辛、唐、虞之书，谓之五典，言常道也。盖五典者，三坟之末也，非无大道，但专明治世之道；三坟者，五典之本也，非无常道，但以大道为体，常道为用，天下之能事毕矣。然而玄机奥妙，圣意幽微，浩浩乎不可测，使之习者，虽贤智明哲之士，亦非轻易可得而悟矣。洎乎周代，老氏以精大道，专为道教；孔子以精常道，专为儒教。由是儒、道二门之教著矣，归其祖，则三坟之教一焉。儒、道二教之书，比之三坟之经，则言象义理，昭然可据而各得其意也。故诸子百家，多为著述，所宗之者，庶博知焉。

呜呼！余之医教，自黄帝之后，二千五百有余年，汉末始有南阳太守张机仲景，悯人伤寒之疾，横夭者多，因考古经，以述《伤寒卒病方论》一十六卷，使后之学者，有可依据。虽所论未备圣人之教，亦几于圣人矣，而文亦玄奥，以致今之学者，尚为难焉。故今人所习，皆近代方论而已，但究其末，而不求其本。

况仲景之书，复经太医王叔和撰次遗方，宋[①]开宝中，节度使

---

① 宋：原作"唐"，据文义改。

1

高继冲编集进上。虽二公操心用智，频（批：频一本作颇）出心意，推广其法术，杂于旧说，亦有可取。其间或失仲景本意，而未符古圣之经，愈令后人学之难也。况仲景之世，四升乃唐、宋之一升，四两为今之一两，向者人能胜毒，及多㕮咀，汤剂有异今时之法。故后人未知其然，而妄言时世之异，以为无用，而多不习焉。惟近世朱奉议多得其意，遂本仲景之论，而兼诸书之说，编集《活人书》二十卷。其门多，其方众，其言直，其类辨，使后之学者易为寻检，故今用者多矣。然而其间亦有未合圣人之意者，犹未知阴阳变化之道，所谓木极似金，金极似火，火极似水，水极似土，土极似木者也。故经曰：亢则害，承乃制。谓己亢过极，则反似胜己之化也。俗未之知，认似作是，以阳为阴，失其意也。

嗟夫！医之妙用，尚在三坟。观夫后所著述者，必欲利于后人，非但矜炫而已，皆仁人之心也，岂欲自涉非道而乱圣经，以惑人志哉！医教要乎五运六气。其门三，其道一，故相须以用而无相失，盖本教一而已矣。若忘其根本，而求其华实之茂者，未之有也。

故经曰：夫五运阴阳者，天地之道也，万物之纲纪，变化之父母，生杀之本始，神明之府也，可不通乎？故《仙经》曰：大道不可以筹算，道不在数故也。可以筹算者，天地之数也。若得天地之数，则大道在其中矣。经曰：天地之至数，始于一而终于九。数之可十，推之可百，数之可千，推之可万，万之大[1]，不可胜数。或云：至数之机，迫切[2]（批：频一本作颇）而微，其来可见，其往可追，敬之者昌，慢之者亡，无道行私，必得无殃。治不法天之纪、地之理，则灾害至矣。又云：不知年之所加，气之兴衰，

---

① 大：原无，据嘉靖本、四库本、人卫本补。
② 切：四库本、人卫本作"迕"。

虚实之所起，不可以为工。由是观之，则不明运气而求医无失者，鲜矣！

今详《素问》虽已校正、改误、音释，尚有失古圣之意者。愚俗闻之，未必不曰：尔何人也，敢言古昔圣贤之非？嗟夫！圣人之所为，自然合于规矩，无不中其理者也。虽有贤哲，而不得自然之理，亦岂能尽善而无失乎？况经秦火之残文脱简，世本稀少。故自仲景之后，有缺"第七"一卷，天下至今无复得之。其虽存者，布行于世，后之传写镂板，往往差误，不可胜举。是以玄奥之理俗莫能明，故多殊^①讹，而孰知之！故近代敕勒孙奇、高保衡、林亿等校正，孙兆改误，其序有言曰：正谬误者，六千余字；增著义者，二千余条。若专执旧本，以谓往古圣贤之书，而不可改易者，信则信矣，终未免泥于一隅。

及夫唐·王冰次注云：世本纰缪，篇目重迭，前后不伦，文义悬隔，施行不易，披会亦难。岁月既淹，袭以成弊，或一篇重出，而别立二名；或两论并吞，而都为一目；或问答未已，而别树篇题；或脱简不书，而云世缺。重《合经》而冠《针服》，并《方宜》而为《咳篇》，隔《虚实》而为《逆从》，合《经络》而为《论要》，节《皮部》而为《经络》，退《至教》以先《针》。如此之流，不可胜数。又曰：其中简脱文断，义不相接者，搜求经论，有所迁移，以补其处；篇目坠缺，指事不明者，详其意趣，加字以昭其义；篇论吞并，义不相涉，缺漏名目者，区分事类，别目以冠篇首；君臣请问，义理乖失^②者，考校尊卑，增益以光其意；错简碎文，前后重迭者，详其旨趣，削去繁杂，以存其要；辞理秘密，难粗论述者，别撰《玄珠》以陈其道。凡所加字，皆朱书其文，使今古必分，字不杂揉。然则有疑王冰、林亿之辈，言旧有讹谬

---

① 殊：人卫本作"舛"，当是。

② 失：四库本作"戾"。

者，弗去其注，而惟攻其经，则未必易知其意也。

然已经王冰之改易，而易为习晓，善则善矣，以其仁人之心，亦未必备圣贤之意，故其注或有失者也，由是校正改误，往往攻王冰之所失，其间不见有能改证者，尤不为少矣。是虽称校正改误，而或自失者，亦多矣。呜呼！不唯注未尽善，而王冰迁移加减之于经，亦有臆说，而不合古圣之意者有也。虽言凡所加字皆朱书，而刊本其文，既传于后，即世文，皆为墨字。其所改易之间，尚或有碍理者，使后人以意推之，终莫得其真意，皆未达真理，而不识其伪所致也。若非金元起本及王冰次注，则林亿之辈，亦岂能知之？

夫别医之得失，但以类推运气造化之理，而明可知矣。观夫近世所传运气之书多矣，盖举大纲，为学之门户，皆歌颂钤图而已，终未备其体用，及互有得失，而惑人志者多也。况其人，百未得于经之一二，而妄欲撰运气之书，传于世者，是以矜己惑人，而莫能彰验，致使学人不知其奥，俾圣经妙典，日远日疏，而习之者晦而不显。悲世俗或以谓运气无征，而为惑人之妄说；或言运气为大道玄机，若非生而知之则莫能学。由是习之者寡，而知者益鲜矣。况乎造化玄奥，非浅知所能窥测，若非比物立象以详其说，则仆之后学岂易晓哉？

纵斯道之无传究之既久，若有所得，据其所见，本圣经兼以众贤之论，编集运气要妙之说，七万余言，九篇三部，勒成一部，命曰《内经运气要旨论》，备见圣贤经论之妙矣。犹恐后学未精贯，或难于用。复宗仲景之书，率参圣贤之说，推夫运气造化自然之理，以集伤寒杂病脉证方论之文，一部三卷，十万余言，目曰《医方精要宣明论》。凡有世说之误者，详以此证明之，庶令学者，真伪自分，而易为得用。

且运气者得于道同，盖明大道之一也。观夫医者，唯以别阴

4

阳虚实，最为枢要。识病之法，以其病气归于五运六气之化，明可见矣。谨尊经之所言，二百余字，兼以语辞，二百七十七言，绪归五运六气而已。大凡明病阴阳虚实，无越此法。虽已并载前之二帙，复虑世俗多出妄说，有违古圣之意，今特举二百七十七字，独为一本，名曰《素问玄机原病式》。遂以比物立象，详论天地运气造化自然之理，注二万余言，仍以改正世俗谬说。虽不备举其误，其意是可明矣；虽不备论诸疾，以此推之，则识病之六气阴阳虚实，几于备矣。嗟夫！仆勉述其文，非但欲美于己而非于人，矜于名而苟于利也。但贵学者易为晓悟，而行无枉错耳。如通举《内经运气要旨论》及《医方精要宣明论》者，欲令习者求其备也。其间或未臻其理者，幸冀将来君子以改证焉。但欲同以宣扬古圣之妙道，而普救后人之生命尔。

河间刘完素守真著

目 录

素问玄机原病式例

五运主病

诸风掉眩，皆属肝木。

诸痛痒疮疡，皆属心火。

诸湿肿满，皆属脾土。

诸气膹郁病痿，皆属肺金。

诸寒收引，皆属肾水。

六气为病

诸暴强直，肢痛软戾，里急筋缩，皆属于风。（足厥阴风木乃肝胆之气也。）

诸病喘呕吐酸，暴注下迫，转筋，小便浑浊，腹胀大，鼓之如鼓，痈疽疡疹，瘤气结核，吐下霍乱，瞀郁肿胀，鼻窒鼽衄，血溢血泄，淋閟身热。恶寒战栗，惊惑悲笑，谵妄，衄蔑血汙[1]，皆属于热。（手少阴君火之热乃真心小肠之气也。）

---

[1] 汙（wū 乌）：《吕氏春秋·达郁》水郁则为汙。

诸痉强直，积饮痞隔中满，霍乱吐下，体重，胕肿肉如泥，按之不起，皆属于湿。（足太阴湿土乃脾胃之气也。）

诸热瞀瘛，暴瘖冒昧，躁扰狂越，骂詈惊骇，胕肿疼酸，气逆冲上，禁栗如丧神守，嚏呕，疮疡，喉痹，耳鸣及聋，呕涌溢食不下，目昧不明，暴注䀏瘛，暴病暴死，皆属于火。（手少阳相火之热乃心包络三焦之气也。）

诸涩枯涸，干劲皴揭，皆属于燥。（手阳明燥金乃肺与大肠之气也。）

诸病上下所出水液，澄澈清冷，癥瘕㿉疝，坚痞腹满急痛，下利清白，食已不饥，吐利腥秽，屈伸不便，厥逆禁固，皆属于寒。（足太阳寒水乃肾与肠胱之气也。）

素问玄机原病式例终

上正文二百七十七字散见于《素问》及王太仆注，刘守真撮其要以述此编①。

---

① 以上二十九字原脱，据四库本补。

中医非物质文化遗产临床经典读本

五运主病

会通馆翻印素问玄机原病式

河间刘完素真述

太医院医士　同纮济广校正

诸风掉眩，皆属肝木

掉，摇也。眩，昏乱旋运也。风主动故也。所谓风气甚，而头目眩运者，由风木旺，必是金衰不能制木，而木复生火，风火皆属阳，多为兼化，阳主乎动，两动相搏，则为之旋转①。故火本动也，焰得风则自然旋转。如春分至小满，为二之气，乃君火之位；自大寒至春分七十三日，为初之气，乃风木之位，故春分之后，风火相搏，则多起飘风，俗谓之旋风是也。四时皆有之。由五运六气，千变万化，冲荡击搏，推之无穷，安得失时而便谓之无也？但有微甚而已，人或乘车跃马，登舟环舞，而眩晕者，其动不正，而左右纡曲，故经曰：曲直动摇，风之用也。眩运而呕吐者，风热甚故也。

---

① 以上十三字，四库、人卫本均无。

诸痛痒疮疡，皆属心火

人近火气者，微热则痒，热甚则痛，附近则灼而为疮，皆火之用也。或痒痛如针轻刺者，犹飞进火星灼之然也。痒者，美疾也。故火旺于夏，而万物蕃鲜荣美也。灸之以火，渍之以汤，而痒转甚者，微热之所使也。因而痒去者，热令皮肤纵缓，腠理开通，阳气得泄，热散而去故也。或夏热皮肤痒，而以冷水沃之不去者，寒能收敛，腠理闭密，阳气郁结，不能散越，怫热内作故也。痒得搔而解者，搔为火化，微则亦能令痒，甚则痒去者，搔令皮肤辛辣，而属金化，辛能散，故金化见则火力分而解矣。或云痛为实、痒为虚者，非谓虚为寒也，正谓热之微甚也。

或疑疮疡皆属火热，而反腐烂出脓水者，何也？犹谷肉果菜，至于热极，则腐烂而溃为污水也。溃而腐烂者，水之化也。所谓五行之理，过极则胜己者反来制之，故火热过极，则反兼于水化。又如盐能固物，令不腐烂者，咸寒水化，制其火热，使不过极，故得久固也。万物皆然。

诸湿肿满，皆属脾土

地之体也，土。热极盛则痞塞肿满，物湿亦然。故长夏属土，则庶物隆盛也。

诸气膹郁病痿，皆属肺金

膹，谓膹满也。郁，谓奔迫也。痿，谓手足痿弱，无力以运动也。大抵肺主气，气为阳，阳主轻清而升，故肺居上部，病则其气膹满奔迫，不能上升；至于手足痿弱，不能收持，由肺金本燥，燥之为病，血液衰少，不能营养百骸故也。经曰：手指得血而能摄，掌得血而能握，足得血而能步。故秋金旺则雾气蒙郁，而草木萎落，病之象也。萎，犹痿也。

诸寒收引，皆属肾水

收敛引急，寒之用也。故冬寒则拘缩矣。

六气为病

风类

诸暴强直，肢痛软戾，里急筋缩，皆属于风。（厥阴风木乃肝胆之气也。）

暴，卒也，虐害也。强，劲有力而不柔和也。直，筋劲强也。支痛，支持也，坚固支持，筋挛不柔而痛也。緛戾，緛，缩也；戾，乖戾也。谓筋缩里急，乖戾失常而病也。然燥金主于紧敛短缩劲切，风木为病，反见燥金之化，由亢则害承乃制也。况风能胜湿而为燥也，亦十月风，病势甚而成筋缓者，燥之甚也。故诸风甚者，皆兼于燥。

热类

诸病喘，呕，吐酸，暴注，下迫，转筋，小便浑浊，腹胀大鼓之如鼓，痈，疽，疡，疹，瘤气，结核，吐下霍乱，瞀，郁，肿胀，鼻塞①，衄，蔑，血溢，血泄，淋，闷，身热恶寒，

---

① 塞：四库本、人卫本均作"窒"。

战栗，惊，惑，悲，笑，谵，妄，衄蔑血汗，皆属于热。（手少阴君火之热乃真心，小肠之气也。）

　　喘　火气甚为夏热，衰为冬寒。故病寒则气衰而息微，病热则气甚而息粗。又寒水为阴，主乎迟缓；热火为阳，主乎急数。故寒则息迟气微，热则息数气粗而为喘也。

　　呕　胃膈热甚则为呕，火气炎上之象也。

　　吐酸　酸者，肝木之味也，由火盛制金，不能平木，则肝木自甚，故为酸也。如饮食热则易于酸矣。或言吐酸为寒者，误也。又如酒之味苦而性热，能养心火，故饮之则令人色赤气粗，脉洪大而数，语涩谵妄，歌唱悲笑，喜怒如狂，冒昧健忘，烦渴，呕吐，皆热证也。其吐必酸，为热明矣。况热则五味皆厚，经曰：在地为化，化生五味。皆属土也。然土旺胜水，不能制火，则火化自甚，故五味热食，则味皆厚也。是以肝热则口酸，心热则口苦，脾热则口甘，肺热则口辛，肾热则口咸。或口淡者，胃热也。胃属土，土为万物之母，故胃为一身之本，淡为五味之本。然则吐酸岂为寒者欤？所以妄言为寒者，但谓多伤生硬粘滑，或伤冷物，而喜噫醋吞酸，故俗医主于温和脾胃。岂知经言：人之伤于寒也，则为病热。盖寒伤皮毛，则腠理闭密，阳气怫郁，不能通畅，则为热也。故伤寒身表热者，热在表也。宜以麻黄汤类甘辛热药发散，以使腠理开通，汗泄热退而愈也。凡内伤冷物者，或即阴胜阳而为病寒者；或寒热相击，而致肠胃阳气怫郁而为热者；亦有内伤冷物，而反病热，得大汗热泄身凉而愈也。或微而不为他病，止为汗[①]（批：汗一本作中）酸，

---

① 汗：嘉靖本、四库本、人卫本均作"中"，当是。

俗谓之醋心是也，法宜温药散之，亦犹解表之义，以使肠胃结滞开通，怫热散而和也。若久喜酸而不已，则不宜温之，宜以寒药下之，后以凉药调之，结散热去则气和也。所以中酸不宜食粘滑油腻者，是谓能令阳气壅塞，郁结不通畅也。如饮食在器，覆盖，热而自酸也。宜餐粝食蔬菜，能令气之通利也。

暴注　卒暴注泄也。肠胃热甚，而传化失常，火性疾速，故如是也。

下迫　后重里急，窘迫急痛也。火性急速，而能燥物故也。

转筋　经云：转反戾也。热气燥烁于筋，则挛瘛而痛，火主燔灼，燥动故也。或以为寒客于筋者，误也。盖寒虽主于收引，然止为厥逆禁固，屈伸不便，安得为转筋也。所谓转者，动也。阳动阴静，热证明矣。夫转筋者，多因热甚、霍乱吐泻所致。以脾胃土衰，则肝木自甚，而热燥于筋，故转筋也。大法渴则为热。凡霍乱转筋而不渴者，未之有也。或不因吐泻，但外冒于寒，而腠理闭密，阳气郁结①，怫热内作，热燥于筋，则转筋也。故诸转筋，以汤渍之，而使腠理开泄，阳气散则愈也。因汤渍而愈，俗反疑为寒者非矣。

小便浑浊　天气热则水浑浊，寒则清洁。水体清而火体浊故也。又如清水为汤，则自然浊也。

腹胀大，鼓之如鼓　气为阳，阳为热，气甚则如是也。

痈　浅而大也。经曰：热胜血，则为痈脓也。

疽　深而恶也。

---

① 结：原脱，据嘉靖本、四库本、人工本补。

疡　有头小疮也。

疹　浮小瘾疹也。

瘤气、赤瘤、丹熛　热胜气也，火之色也。

结核　火气热甚，则郁结，坚硬如果中核，不必溃发，但令热气散，则自消也。

吐下霍乱　三焦为水谷传化之道路，热气甚则传化失常，而吐泻霍乱，火性燥动故也。或云：热无吐泻，止是停寒者，误也。大法吐泻频①（批：频一本作烦）渴为热，不渴为寒。或热吐泻，始得之亦有不渴者，若不止则亡液，而后必渴。或寒本不渴，若亡津液过多，则亦燥而渴也。但寒者脉当沉细而迟，热者脉当实大而数。或损气亡液过极，则脉亦不能实数，而反弱缓，虽尔，亦为热矣。又曰：泻白为寒；青黄红赤黑，皆为热也。盖泻白者，肺之色也，由寒水甚而制火，不能平金，则金肺自甚，故色白也。如浊水凝冰，则自然清空②（批：空一本作莹）而明白。利色青者，肝木之色也，由火甚制金，不能平木，则肝木自甚，故色青也。或言利色青为寒者，误也。仲景法曰：少阴病下利清水，色纯青者，热在里也，大承气汤下之。及夫小儿热甚，急惊，利色多青，为热明矣。利色黄者，由火甚则水必衰，而脾土自旺，故色黄也。利色红为热者，心火之色也。或赤者，热深甚也。至若利色黑，亦言为热者，由火热过极，则反兼水化制之，故色黑也。如伤寒阳明病，热极则日晡潮热，甚则不识人，循衣摸床，独语如见鬼状，法当大承气汤下之。大便不黑者易治，黑者难治，诸痢同法。

---

① 频：嘉靖本、四库本、人卫本均作"烦"。当是。

② 空：嘉靖本、四库本、人卫本均作"莹"。当是。

然辨痢色以明寒热者，更当审其饮食药物之色。如小儿病热，吐利霍乱，其乳未及消化，而痢尚白者，不可便言为寒，当以脉证别之。大法泻痢小便清白不涩为寒，赤涩者为热。又完谷不化而色不变，吐利腥秽，澄澈清冷，小便清白不涩，身凉不渴，脉迟细而微者，寒证也；谷虽不化，而色变非白，烦渴，小便赤黄而或涩者，热证也。凡谷消化者，无问色及他证，便为热也。寒泄而谷消化者，未之有也。由寒则不能消化谷也。或火主疾速而热甚，则传化失常，谷不能化而飧泄者，亦有之矣。仲景曰，邪热不杀谷。然热得于湿，则飧泄也。或言下利白为寒，误也。若果为寒，则不能消谷，何由反化为脓也？所谓下利谷反为脓血，如世之谷肉果菜，湿热甚，则自然腐烂溃发，化为汗水。故食于腹中，感于湿热邪气，则自然溃发，化为脓血也。其热为赤，热属心火故也；其湿为黄，湿属脾土故也；燥郁为白，属金肺也。经曰：诸气膹郁，皆属于肺。谓燥金之化也。王冰曰：郁谓奔迫，气之为用，金气用①之。然诸泻痢皆兼于湿，今反言气燥者，谓湿热甚于肠胃之内，而肠胃怫热郁结，而又湿主乎痞，以致气液不得宣通，因以成肠胃之燥，使烦渴不止也。假如下利赤白，俗言寒热相兼，其说犹误。岂知水火阴阳寒热者，犹权衡也，一高则必一下，一盛则必一衰，岂能寒热俱甚于肠胃，而同为痢乎？如热生疮疡，而出白脓者，岂可以白为寒欤？由其在皮肤之分，属肺金，故色白也；次在血脉之分，属心火，故为血疖也；在肌肉，属脾土，故作黄脓；在筋部，属肝木，故其脓色带苍；深至骨，属肾水，故

---

① 　用：四库本、人卫本均作"同"。

紫黑血出也。各随五脏之部而见五色，是谓标也；本则一出于热，但分浅深而已。大法下迫窘痛，后重里急，小便赤涩，皆属燥热，而下利白者，必多有之，然则为热明矣。或曰：白痢既为热病，何故服辛热之药，亦有愈者耶？盖辛热之药，能开发肠胃郁结，使气液宣通，流湿润燥，气和而已。然病微者可愈，甚者郁结不开，其病转加而死矣。凡治热甚吐泻亦然。夫治诸痢者，莫若以辛苦寒药治之，或微加辛热佐之则可。盖辛热能发散开通郁结，苦能燥湿，寒能胜热，使气宣平而已。如钱氏香连丸之类是也。故治诸痢者，黄连、黄柏为君，以至苦大寒，正主湿热之病，乃若世传辛热金石毒药，治诸吐泻下利，或有愈者，以其善开郁结故也。然虽亦有验者，或不中效，反更加害。凡用大毒之药，必是善药不能取效，不得已而用之可也。幸有善药，虽不能取效，但有益而无损者，何必用大毒之药，而谩劳巇崄也。经曰：宁小与其大，宁善与其毒。此之谓也。

至如带下之理，犹诸痢也。但分经络与标之殊，病之本气则一。举世皆言白带下为寒者，误矣。所谓带下者，任脉之病也。经曰：任脉者，起于中极之下，以上毛际循腹里，上关元至咽喉，上颐，循面，入目，注[①]舌（批：舌一本作曰）。任脉自胞上过带脉，贯脐而上，然其病所发，正在过带脉之分，而淋沥以下，故曰带下也。赤白与下利义同，而无寒者也。大法头目昏眩，口苦舌干，咽嗌不利，小便赤涩，大便秘滞，脉实而数者，皆热证也。凡带下者，亦多有之，果为病寒，岂能若此？经曰：亢则害，承乃制。谓亢过极，则反兼胜己之化，制其甚

---

① 注：四库本、人卫本均作"络"。

也。如以火炼金，热极则反为水。又如六月热极，则物反出液而湿润，林木流津。故肝热甚则出泣，心热甚则出汗，脾热甚则出涎，肺热甚则出涕，肾热甚则出唾。亦犹煎汤，热甚则沸溢，及热气熏蒸于物，而生津者也。故下部任脉湿热甚者，津液涌溢而为带下也。且见俗医治白带下者，但依近世方论，而用辛热之药，病之微者，虽或误中，能令郁结开通，气液宣行，流湿润燥，热散气和而愈；其或势甚而郁结不能开通者，旧病转加，热证新起，以至于死，终无所悟。曷若以辛苦寒药，按法治之，使微者、甚者，皆得郁结开通，湿去燥除，热散气和而愈，无不中其病，而免加其害。

且如一切怫热郁结者，不必止以辛甘热药能开发也，如石膏、滑石、甘草、葱、豉之类寒药，皆能开发郁结。以其本热，故得寒则散也。夫辛甘热药，皆能发散者，以力强开冲也。然发之不开者，病热转加。如桂枝、麻黄类辛甘热药，攻表不中病者，其热转甚也。是故善用之者，须加寒药，不然则恐热甚发黄，惊狂或出矣。如表热当发汗者，用辛甘热药，苟不中其病，尚能加害，况里热郁结，不当发汗，而误以热药发之不开者乎？又如伤寒表热怫郁，燥而无汗，发令汗出者，非谓辛甘热药属阳，能令汗出也，由怫热郁结开通，则热蒸而自汗出也。不然则平人表无怫热者服之，安有如斯汗出也！其或伤寒日深，表热入里，而误以辛甘热药汗之者，不惟汗不能出，而又热病转加，古人以为当死者也。又如表热服石膏、知母、甘草、滑石、葱、豉之类寒药，汗出而解者；及热病半在表半在里，服小柴胡汤寒药，能令汗而愈者；热甚服大柴胡汤下之，更甚者，小承气汤、调胃承气汤、大承气汤下之；发黄者，茵陈蒿汤下之；结胸者，陷胸汤、丸下之，此皆大寒之利药也，反能中病以令汗出而愈。然而中外怫热郁结，燥而无汗，岂但由辛甘热药为阳，而能开发汗出也。况或病微者，不治自然作汗而愈者也。所以能令作汗之由者，但怫热郁结，复得开通，则热蒸而作汗也。凡治上下中外一切怫热郁结者，法当仿此，随其浅深，察其微甚，适其所宜而治之，慎不可悉如发表，但以辛甘热药而已。

大抵人既有形，不能无病，有生不能无死，然而病者，当按法治之。其有病已危极，未能取效者，或已衰老，而真气倾竭，不能扶救而死者，此别 [①]（批：别一本作则）非医者之过也。若阴阳不审，标本不明，误投汤药，实实虚虚而致死者，谁之过欤？且如酒之味苦而性热，能养心火，久饮之，则肠胃怫热郁结，而气液不能宣通，令人心腹痞满，不能多食，谷气内发，而不能宣通于肠胃之外，故喜噫而或下气也，腹空水谷衰少，则阳气自甚，而又洗漱劳动，兼汤渍之，则阳气转甚，故多呕而或昏眩也，俗云酒隔病耳。夫表里怫热郁结者，得暖则稍得开通而愈，得寒则转闭而病加，由是喜暖而恶寒。今酒隔者，若饮冷酒，或酒不佳，或不喜而强饮者，肠胃郁结转闭，而满闷不能下也。或至饮兴者，或热饮醇酒者，或喜饮者，能令郁结开通，善多饮也，因而过醉，则阳气益甚，而阴气转衰，酒力散，则郁结转甚而病加矣。夫中酒热毒，反热饮以复投者，令郁结得开，而气液皆复得宣通也。凡酒病者，必须续续饮之，不然则病甚，不能饮，郁结不得开故也。凡郁结甚者，转恶寒

---

① 别：嘉靖本作"则"。

而喜暖，所谓亢则害，承乃制，而阳极反似阴者也。俗未明之，因而妄谓寒病，误以热药攻之，或微者郁结开通而不再结，气和而愈也；甚者稍得开通，而药力尽则郁结转甚。其减即微，其加即甚。俗无所悟，但云药至即稍减，药去即病加。惟恨药小，未能痊除，因而志心服之，以至怫热太甚，则中满腹胀而䐜肿也。若小便涩而湿热内甚者，故发黄也。犹物湿热者，蒸之而发黄也。世俗多用巴豆大毒热药，以治酒隔者，以其辛热能开发肠胃之郁结。微者结散而愈，甚者郁结不开，怫热转甚而病加也。恨其满闷，故多服以利之，或得结滞开通而愈者，以其大毒性热。然虽郁结得开，奈亡血液、损其阴气，故或续后怫热再结，而病转甚者也。因思得利时愈，而复利之，如前之说，以利三五次间，则阴气衰残，阳热太甚，而大小便赤涩发黄，腹胀肿满。或湿热内甚，而时复濡泄也。

　　或但伤饮食，而怫热郁结，亦如酒病，转成水肿者不为少矣。终不知怫热内作，则脉必沉数而实，法当辛苦寒药治之，结散热退，气和而已。或热甚郁结不能开通者，法当辛苦寒药下之，热退结散，而无郁结也。所谓结者，怫郁而气液不能宣通也，非谓大便之结硬耳。或云：水肿者，由脾土衰虚，而不能制其肾水，则水气妄行，而脾主四肢，故水气游走四肢，身面俱肿者，似是而实非也。夫治水肿腹胀，以辛苦寒药为君，而大利其大小便也。经曰：中满者，治之于内。然则岂为脾土之虚也？此说正与《素问》相反。经曰：诸湿肿满，皆属脾土。又云：太阴所主胕肿。又云：胜湿则濡泄，甚则水闭胕肿。皆所谓太阴脾土湿气之实甚也。又经曰：诸腹胀大，皆属于热。又云：诸胕肿，疼酸惊骇，皆属于火。又曰：热胜则胕肿。皆所谓心火实热，而安得言脾虚不能制肾水之实甚乎？故诸水肿者，湿热之相兼也。如六月湿热太甚，而庶物隆盛，水肿之象，明可见矣。故古人制以辛苦寒药治之，盖以辛散结，而苦燥湿，以寒除热而随其利，湿去结散，热退气和而已。所以妄谓脾虚不能制其肾水者，但谓数下致之，又多水液故也。岂知巴豆热毒，耗损肾水阴气，则心火及脾土自甚，湿热相搏，则怫郁痞隔，小便不利而水肿也。更宜下之者，以其辛苦寒药，能除湿热怫郁痞隔故也。亦由伤寒下之太早，而热入以成结胸者，更宜陷胸汤、丸寒药下之。又如伤寒误用巴豆热毒下之，而热势转甚，更宜调胃承气汤，寒药下之者也。若夫世传银粉之药，以治水肿而愈者，以其善开怫郁痞隔故也，慎不可过度而加害尔。况银粉亦能伤牙齿者，谓毒气感于肠胃，而精神气血水谷不①能胜其毒，故毒气循经上行，而至齿龈嫩薄之分，则为害也。上下齿缝者，手足阳明肠②胃之经也。凡用此药，先当固济尔。或云阴水遍身，而又恶寒，止是寒者，非也。经言：少阴所至为惊惑恶寒战栗，悲笑谵妄，谓少阴君火热气之至也。详见下文恶寒战栗论中。

　　瞀　昏也。热气甚则浊乱昏昧也。

　　郁　怫郁也。结滞壅塞，而气不通畅。所谓热甚则腠理闭密而郁结也，如火炼物，热极相合，而不能相离，故热郁则闭塞而不通畅也。然寒水主于闭藏，而今反属热者，谓火热亢极，则反兼水化制之故也。

　　肿胀　热胜于内，则气郁而为肿也。阳热气甚，则腹胀也。

----

① 不：原脱，据人卫本及文义补。

② 肠：原脱，据文义补。

火主长而茂，形貌彰显，升明舒荣，皆肿胀之象也。

鼻窒 塞也。火主䐜膹肿胀，故热客阳明，而鼻中膹胀则窒塞也。或谓寒主闭藏，妄以鼻窒为寒者，误也。盖阳气甚于上，而侧卧则上窍通利，而下窍闭塞者，谓阳明之脉左右相交，而左脉注于右窍，右脉注于左窍，故风热郁结，病偏于左，则右窍反塞之类也。俗不知阳明之脉左右相交，注于鼻孔，但见侧卧则上窍通利，下窍窒塞，反疑为寒尔。所以否泰之道者，象其肺金之盈缩也。

鼽① 鼽者，鼻出清涕也。夫五行之理，微则当其本化，甚则兼有鬼贼。故经曰：亢则害，承乃制也。《易》曰：燥万物者，莫熯乎火。以火炼金，热极而反化为水，及身热极，则反汗出也。水体柔顺，而寒极则反冰如地也。土主湿、阴云、雨而安静，土湿过极，则反为骤注、烈风、雨淫溃也。木主温和而生荣，风大则反凉而毁折也。金主清凉，秋凉极而万物反燥也。皆所谓过极则反兼鬼贼之化，制其甚也。由是肝热甚则出泣，心热甚则出汗，脾热甚则出涎，肺热甚则出涕，肾热甚则出唾也。经曰：鼻热者，出浊涕。凡痰、涎、涕、唾稠浊者，火热极甚，销烁致之然也。或言鼽为肺寒者，误也。彼但见鼽、嚏、鼻窒，冒寒则甚，遂以为然，岂知寒伤皮毛则腠理闭密，热极怫郁，而病愈甚也。

衄② 衄者，阳热怫郁，干于足阳明，而上热甚，则血妄行为鼻衄也。

---

① 题目据全文体例补。
② 题目据全文体例补。

血溢[①]　血溢者，上出也。心养于血，故热甚则血有余而妄行。或谓呕吐紫凝血为寒者，误也。此非冷凝，由热甚销铄以为稠浊，而热甚则水化制之，故赤兼黑而为紫也。

血泄　热客下焦，而大小便血也。

淋　小便涩痛也。热客膀胱，郁结不能渗泄故也。或曰：小便涩而不通者为热，遗尿不禁者为冷。岂知热甚客于肾部，干于足厥阴之经。廷孔郁结极甚，而气血不能宣通，则痿痹，而神无所用，故液渗入膀胱而旋溺遗失，不能收禁也。经曰：目得血而能视，耳得血而能听，手得血而能摄，掌得血而能握，足得血而能步，脏得血而能液，腑得血而能气。夫血随气运，气血宣行，则其中有神自清利，而应机能为用矣。又曰：血气者人之神，不可不谨养也。故诸所运用，时习之则气血通利，而能为用，闭壅之则气血行微，而其道不得通利，故劣弱也。若病热极甚则郁结，而气血不能宣通，神无所用，而不遂其机，随其郁结之微甚，有不用之大小焉。是故目郁则不能视色，耳郁则不能听声，鼻郁则不能闻香臭，舌郁则不能知味。至如筋痿骨痹，诸所出不能为用，皆热甚郁结之所致也。故仲景论少阴病热极曰：溲便遗失、狂言、目反直视者，肾先绝也。《灵枢经》曰：肾主二阴。然水衰虚而怫热客其部分，二阴郁结则痿痹，而神无所用，故溲便遗失，而不能禁止，然则热证明矣。是故世传方论，虽曰冷淋，复用榆皮、黄芩、瞿麦、茯苓、通草、鸡苏、郁李仁、栀子之类寒药，治之而已。其说虽妄，其方乃是。由不明气运变化之机，宜乎认是而为非也。或谓患淋

---

①　题目据全文体例补。

而服茴香、益智、滑石、醇酒温药而愈者，然则非冷欤？殊不知此皆利小便之要药也。盖醇酒、益智之性虽热，而茴香之性温，滑石之性寒，所以能开发郁结，使气液宣通，热散而愈也。

阅 俗作秘，大便涩滞也。热耗其液，则粪坚结，而大肠燥涩紧敛故也。谓之风热结者，谓火甚制金，不能平木，则肝木自旺故也。或大便溏而闭者，燥热在于肠胃之外，而湿热在内故也。义同泻痢后重之义，见下迫论中。

身热恶寒 此热在表也。邪热在表而浅，邪畏其正，故病热而反恶寒也。或言恶寒为寒在表，或言身热恶寒为热在皮肤，寒在骨髓者，皆误也。仲景法曰：无阳病寒，不可发汗。又言：身热恶寒，麻黄汤汗之。汗泄热去，身凉即愈。然则岂有寒者欤？又如热生痈肿疮疡而恶寒者，亦由邪热在于表也。虽尔，不可汗之。故仲景曰：患疮者汗之则作痉。大法烦躁多渴，欲寒恶热，为病热也。亦有亢则害，承乃制之，则病热甚而反觉其冷者也。虽觉其冷，而病为热，实非寒也。其病热郁甚，而反恶寒，得寒转甚，而得暖少愈者，谓暖则腠理疏通，而阳气得散，怫热少退，故少愈也。其寒则腠理闭密，阳气怫郁，而热转甚，故病加尔。上下中外，周身皆然。俗因之妄谓寒病，误以热药投之，为害多矣。假令或因热药以使怫热稍散而少愈者，药力尽则病反甚也。其减则微，其加则甚。俗无所悟，但云服之而获效，力尽而病加，因而加意①（批：意一作志）服之，由是诸热病皆生矣。阳热发则郁甚于上，故多目昏眩、耳聋鸣上壅癫疾。上热甚而下热微，俗辈复云肾水衰弱，不能制心火，

---

① 意：嘉靖本、四库本、人卫本均作"志"。

妄云虚热也。抑不知养水泻火，则宜以寒，反以热药欲养肾水，而令胜退心火，因而成祸不为少矣。可不慎欤？

战栗 动摇，火之象也。阳动阴静，而水火相反，故厥逆禁固，屈伸不便，为病寒也。栗者，寒冷也。或言寒战为脾寒者，未明变化之道也。此由心火热甚，亢极而战，反兼水化制之，故寒栗也。然寒栗者，由火甚似水，实非兼有寒气也。故以大承气汤下之，多有燥粪，下后热退，则战栗愈矣。或平人冒极寒而战栗者，由寒主闭藏，而阳气不能散越，则怫热内作故也。如冬寒而地中反暖也。

或云：冬阳在内，而阴在外，故地上寒而地中暖，夏则反此者，乃真理也。假令冬至为地阴极，而生阳上升，至夏则阳在上而阴在地中者，当地上热而地中寒可也。奈何夏至为天阳极，而生阴下降，至冬则入地反暖，地上反寒欤？或曰：冬后阳升而出，则阴降而入；夏后阳降而入，则阴升而出者，乃安意也。如冬至子正一阳生，而得其复䷗（《易》地雷复卦），至于巳则阴绝而六阳备，是故得其纯乾䷀（八纯乾）；夏至午正则一阴生，而得姤䷫（天风姤），至于亥则阳绝，而六阴备，是故得其纯坤䷁（八纯坤），至于冬至则阳复也。然子后面南，午后面北视卦之爻，则子后阳升午后阴降明矣。安得反言冬后阴降，而夏后阳降耶？

所谓四时天气者，皆随运气之兴衰也。然岁中五运之气者，风、暑、燥、湿、寒，各主七十三日五刻，合为暮①（批：暮一本作朞）岁也。岁中六部之主位者，自大寒至春分属木，故温和

---

① 暮：嘉靖本、四库本、人卫本均作"朞"，当是。朞通期。

而多风也；春分至小满属君火，故暄暖也；小满至大暑属相火，故炎热也；大暑至秋分属土，故多湿阴云雨也；秋分至小雪属金，故凉而物燥也；小雪至大寒属水，故寒冷也。然则岂由阴阳升降于地之内外乎？

其地中寒燠者，经言：火热主于出行，寒水主于闭藏。故天气热，则地气通泄而出行，故地中寒也，犹人汗出之后体凉；天气寒，则地凝冻而闭塞，气难通泄，故怫郁而地中暖也。经言：人之伤于寒也，则为病热。又如水本寒，寒极则水冰如地，而冰下之水反不寒也。冰厚则水温，即闭藏之道也。或大雪加冰闭藏之甚，则水大温，而鱼乃死矣。故子正一阳生，而至于正月寅，则三阳生，而得其泰䷊（地天泰）。泰者，通利而非否塞。午正一阴生，而至于七月申，则三阴生而得否䷋（天地否）。否者，否塞而非通泰也。然而否极则泰，泰极则否。故六月泰极，则地中至寒；十二月否极，则地中至暖。然则地中寒燠，明可见焉。故知人之冒于寒，而内为热者，亦有之矣。

或问曰：入冬阳在内而热，夏阴在内而寒者，何也？答曰：俗已误之久矣！夫一身之气，皆随四时五运六气兴衰，而无相反矣。适其脉候，明可知也。如夏月心火生而热，则其脉滑数洪大而长，烦热多渴，岂为寒也？余候皆然。

或平人极恐而战栗者，由恐为肾志，其志过度，则劳伤本脏，故恐则伤肾，肾水衰则心火自甚，而为战栗也。又如酒苦性热，养于心火，故饮之过多，则心火热甚，而为战栗，俗谓之"酒禁"也。

经曰：阳并于阴，阴则实而阳明虚，阳虚而寒栗而鼓颔也。注曰：阳并于阴，言阳气入于阴分也。阳明，胃脉也，故不足则恶寒战栗①而鼓颔振动也。然阳明经络在表，而主于肌肉，而气并于里，故言阳明虚也。又经曰：夫疟之始发也，阳气并于阴，当是时阳虚阴实，而外无阳气，故先寒栗也。阴气逆极，则阳复出之，阳与阴复并于外，则阴虚而阳实，故先热而渴。然阴气逆极，则复出之阳者，是言阳为表而反②为阴也。其气复出，而并之于表，非谓阴寒之气出之于表，而反为阳热也。又经曰：夫疟气者，并于阳则阳胜，并于阴则阴胜。阴胜则寒，阳胜则热。然气并于阳而在于表，故言阳胜；气并于阴而在于里，故言阴胜。此乃表里阴阳之虚实，非寒热阴阳之胜负，但阳气之出入耳。如伤寒病日深，表证已罢，而热入于里，若欲作大汗，则阳气必须出之于外，郁极乃发，而阳热大作于里，亢则害，承乃制，故为战栗。而后阳气出之于表，则蒸热作而腠理开，大汗泄而病气已矣。或战栗无汗而愈者，必因发汗吐下亡津液过多，则不能作汗，但热退气和而愈。或不战栗而汗解者，虽因日深表热不罢，内外俱热，阳不并阴，而外气不衰，里无亢极，故无害承乃制，则无战栗也。或不战栗而亦无汗愈者，阳不并阴，而气液虚损故也。故诸战栗者，表之阳气与邪热并甚于里，热极而水化制之，故寒栗也。虽尔，为热极于里，乃火极而似水化也。

惊 心卒动而不宁也。火主于动，故心火热甚也。虽尔，止为热极于里，乃火极似水则喜惊也。反兼肾水之恐者，亢则害，承乃制故也，所谓恐则喜惊者，恐则伤肾而水衰，心火自甚，故喜惊也。

---

① 栗：原脱，据嘉靖本、四库本、人卫本补。
② 反：四库本、人卫本均作"里"。

惑　疑惑，犹豫，浊乱而志不一也。象火参差而惑乱，故火实则水衰，失志而惑乱也，志者，肾水之神也。

　　悲　金肺之志也。金本燥，能令燥者火也。心火主于热，喜痛，故悲痛苦恼者，心神烦热躁乱，而非清净也。所以悲哭而五液俱出者，火热亢极，而反兼水化制之故也。夫五脏者，肝、心、脾、肺、肾也。五脏之志者，怒、喜、悲、思、恐也。悲一作忧。若志过度则劳，劳则伤本脏。凡五志所伤皆热也。如六欲者，眼、耳、鼻、舌、身、意也。七情者，喜、怒、哀、惧、恶、欲一作好、恶、爱。用之劳伤则皆属火热。所谓阳动阴静，故形神劳则躁不宁，静则清平也。是故上善若水，下愚如火。先圣曰：六欲七情，为道之患，属火故也。如中风偏枯者，由心火暴甚，而水衰不能制之，则火能克金，金不能克木，则肝木自甚，而兼于火热，则卒暴僵仆，多因五志七情过度，而卒病也。又如酒醉而热，则五志七情竞起，故经曰：战栗、惊惑、悲笑、谵妄歌唱、骂詈癫狂，皆为热也。故热甚癫狂者，皆此证也。

　　笑　蕃茂、鲜淑、舒荣、彰显，火之化也。故喜为心火之志也。喜极而笑者，犹燔烁火起[①]（批：起一本作喜）而鸣，笑之象也。故病笑者，火之甚也。或心本不喜，因侮戏而笑者，俗谓之冷笑。由是违己心则喜笑。涉人非道而伐之，使惭然失志，或以轻手扰人颈腋腹胁股腘足趺令人痒而笑者，由动乱扰挠，火之用也；静顺清谧，水之化也。皮肤彰显之分，属于火也；嫩薄隐藏之分，属水也。以火用扰其水分，使人惭然失志而痒，

――――――――――

① 起：嘉靖本、四库本、人卫本均作"喜"。

则水衰火旺，而为笑也。以手自扰而不笑者，不羞不痒故也。然羞惭而痒者，心火之化也。人失信志则羞惭者，水衰火实故也。志与信者，肾水之化也。但痒而不羞，羞而不痒，皆不能为笑者，化微不能变动故也。

谵　多言也，言为心声，犹火燔而鸣，故心火热则多言，犹醉而心热，故多言也。或寐而多言者，俗云睡语，热之微也。若热甚则虽睡寤而神昏不清，则谵妄也。自汗、惊悸、咬牙皆然。所谓寐则荣卫不能宣行于外，而气郁于内，是故里热发也。夫上善若水，下愚如火。故六欲七情，上善远之，而下愚迁之。其梦中喜、怒、哀、乐、好、恶、爱之七情，非分而过，其不可胜者，寐则内热郁甚故也。凡人梦者，乃俗云梦中之梦，离道愈远；梦之觉者，尚为道之梦也。故成道是为大觉，则六欲七情，莫能干也。古人言：梦者神迷也。病热而能迁七情者，水衰道远故也。

妄　虚妄也。火为阳，故外清明而内浊昧。其主动乱，故心火热甚则肾水衰，而志不精一，虚妄见闻，而自为问答，则神志失常，如见鬼神也。或以鬼神为阴，而见之则为阴极脱阳，而无阳气者，妄意之言也。

衄蔑血汗　血出也。汗者浊也，心火热极则血有余，热气上甚则为血溢，热势亢极，则燥而汗浊，害承乃制，则色兼黑而为紫也。

湿类

诸痉强直，积饮，痞，隔，中满，霍乱吐下，体重，胕肿肉如泥，按之不起，皆属于湿。（足太阴湿主乃脾胃之气也。）

诸痉强直 筋劲强直而不柔和也。土主安静故也。阴痉曰柔痉，阳痉曰刚痉。亢则害，承乃制，故湿过极，则反兼风化制之。然兼化者虚象，而实非风也。

积饮 留饮积蓄而不散也。水得燥则消散，得湿则不消以为积饮也，土湿主否故也。

痞 与否同，不通泰也，谓精神荣卫，血气津液出入流行之纹理闭密而为痞也。

隔 阻滞也，谓肠胃隔绝，而传化失其常也。

中满 湿为积饮痞隔，而土主形体，位在中央，故中满也。

霍乱吐下 湿为留饮痞隔，而传化失常，故甚则霍乱吐泻也。

体重 轻清为天，重浊为地，故土湿为病，则体重宜也。

胕肿肉如泥，按之不起 泥之象也。土过湿则为泥。湿为病也，积饮、痞、隔、中满、霍乱吐下、体重，故甚则胕肿矣。

火类

诸热瞀瘛，暴瘖，冒昧，躁扰，狂越，骂詈，惊骇，胕肿，疼酸，气逆冲上，禁栗如丧神守，嚏，呕、疮疡，喉痹，耳鸣及聋，呕涌溢食不下，目昧不明，暴注，眴瘛，暴病暴死，皆属于火。（少阳相火之热乃心包络、三焦之气也。）

瞀 昏也。如酒醉而心火热甚，则神浊昧而瞀昏也。

瘛 动也。惕跳动瘛，火之体也。

暴瘖 猝瘖也。金肺主声，故五行惟金响，金应于乾，乾为天，天为阳、为健、为动。金本燥，为涸、为收、为敛、为劲切、为刚洁。故诸能鸣者，无越此也。凡诸发语声者，由其形气之鼓击也。鼓击者，乃健动之用也。所谓物寒则能鸣者，水实制火，火不克金也。其或火旺水衰，热乘金肺，而神浊气郁，则暴瘖无声也。故经言：内夺而厥，则为瘖痱，此肾虚也。痱者，废也。

冒昧 非触冒，乃昏冒也。昧，昏暗也。气热则神浊冒昧，火之体也。

躁扰 躁动烦热，扰乱而不宁，火之体也。热甚于外，则肢体躁扰；热甚于内，则神志躁动，反复癫狂①，懊憹烦心，不得眠也。或心呕哕，而为胃冷，心烦疼者，非也。故烦心，心痛，腹空热生而发，得食热退而减也。或逆气动躁者，俗谓咽喉，由水衰火旺，而犹火之动也。故心胸躁动，谓之怔忡，俗云"心忪"，皆为热也。

狂越 狂者，狂乱而无正定也。越者，乖越礼法而失常也。夫外清而内浊，动乱参差，火之体也；静顺清朗，准则信平，水之体也。由是肾水主志，而水火相反，故心火旺则肾水衰，乃失志而狂越也。或云：重阳者狂，重阴者癫。则《素问》之说不同也。经注曰：多喜为癫，多怒为狂。然喜为心志，故心热甚则多喜，而为癫也；怒为肝志，火实制金，不能平木，故肝实则多怒，而为狂也。况五志所发皆为热，故狂者五志间发，但怒多尔，凡热于中，则多干阳明胃经也。经曰：阳明之

---

① 癫狂：四库本下有小注"一作癫倒"。

厥，则癫疾欲走，腹满不得卧，面赤而热，妄言。又曰：阳明病洒洒振寒，善仲 ①（批：仲一本作怵）数欠，或恶人与火，闻木音则惕然而惊，心欲动，独闭户牖而处，欲上高而歌，弃衣而走，贲响腹胀，骂詈不避亲疏。又经曰：热中消中，皆富贵人也。今禁膏粱，是不合其心，禁芳草、石药，是病不愈，愿闻其说。岐伯曰：芳草之气美，石药之气悍，二者其气急疾坚劲，故非缓心和人，不可服此二者，夫热气慓悍，药气亦然，二者相遇，恐内伤脾。注曰：膏，谓油腻肥脂也。粱，粮米也。芳草，谓芳美之味也，芳香美也。悍，利也。坚，固也。劲，硬也。慓，疾也。盖服膏粱芳草石药，则热气坚劲疾利，而为热中消中，发为癫狂之疾，夫岂癫为重阴者欤！

骂詈 言为心之声也。骂詈，言之恶也。夫水数一，道近而善；火数二，道远而恶。水者，内清明而外不彰，器之方员，物之气味，五臭五色，从而不违，静顺信平，润下而善利万物，涤洗浊秽以为清静，故上善若水。水火相反，则下愚如火也。火者，外明耀而内烦浊，燔炳万物，为赤为热，为苦为焦，以从其己，躁乱参差，炎上而烈，害万物，熏燎鲜明，以为昏昧。水生于金，而复润母燥；火生于木，而反害母形。故《易》曰：润万物者，莫润乎水。又言：离火为戈兵。故火上有水制之，则为既济；水在火下，不能制火，为未济也。是知水善火恶。而今病阳盛阴虚，则水弱火强，制金不能平木，而善去恶发，骂詈不避亲疏。喜笑恚怒而狂，本火热之所生也，平人怒骂亦同。或本心喜而无怒，以为戏弄之骂，亦心火之用也。故

---

① 仲：四库本、人卫本均作"仲"，嘉靖本作"忡"。

怒骂者，亦兼心喜骂于人也，怒而恶发可嗔者，内心喜欲怒于人也。

惊骇　骇，惊愕也。君火义同。

胕肿　热胜肉，而阳气郁滞故也。

疼酸　酸疼也。由火实制金，不能平木，木旺而为兼化，故言酸疼也。

气逆冲上　火气炎上故也。

禁栗如丧神守　栗，战栗也。禁，冷也。又义见君火化中。禁俗作噤。如丧神守者，神能御形，而反禁栗，则如丧失保守形体之神也。

嚏　鼻中因痒而气喷作于声也。鼻为肺窍，痒为火化，心火邪热，干于阳明，发于鼻而痒，则嚏也。或故以物扰之，痒而嚏者，扰痒属火故也。或视日而嚏者，由目为五脏神华，太阳真火，晃耀于目，则心神躁乱，而发热于上，则鼻中痒而嚏也。伤寒病再经衰而或嚏者，由火热已退，而虚热为痒，痒发鼻则嚏也。或风热上攻，头鼻壅滞，脉浮而无他证者，内（批：内一作纳）药鼻中，得嚏则壅滞开通而愈也。或有痛处，因嚏而痛甚不可忍者，因嚏之气攻冲结痛，而不得通利故也。

呕、疮疡　君火化同。

喉痹　痹，不仁也，俗作闭，犹闭塞也，火主肿胀，故热客上焦而咽嗌肿胀也。

耳鸣　有声，非妄闻也。耳为肾窍，交会手太阳、少阳[1]，足厥阴、少阴、少阳之经。若水虚火实，而热气上甚，客其经

---

[1]　阳：四库本下有小注："一作阴"。

络，冲于耳中则鼓其听户，随其脉气微甚而作诸音声也。经言：阳气上甚而跃，故耳鸣也，然音在耳中，故微亦闻之也。

聋[①]　聋之为病，俗医率以慓悍燥烈之药制之，往往谓肾水虚冷故也。夫岂知水火之阴阳，心肾之寒热，荣卫之盛衰，犹权衡也。一上则必一下，是故高者抑之，下者举之，此平治之道也。夫心火本热，虚则寒矣；肾水本寒，衰则热矣。肾水既少，岂能反为寒病耶？经言：足少阴肾水虚，则腹满、身重、濡泻、疮疡流水、腰股痛发、腘腨股膝不便、烦冤、足痿、清厥、意不乐、大便难、善恐、心惕如人将捕、口苦、舌干、咽肿、上气、嗌干，及痛烦心、心痛、黄疸、肠澼下血、脊臀股内后廉痛、痿厥、嗜卧、足下热而痛。以此见肾虚为病，皆是热证。经又曰：有所远行劳倦，逢大热而渴，渴则阳气内伐，内伐则热舍于肾。肾者水脏也，骨热而体[②]虚，故发骨痿。注言：阳气内伐，谓伐腹中之阴气也。水不胜火，以热舍于肾中也。经又曰：骨痿者，生于大热也。又曰：肾热者，色黑而齿槁。凡色黑齿槁之人，必身瘦而耳焦也。所以然者，水虚则火实，而热亢极则害，承乃制，故反兼水之黑也。肾水衰少，不能润泽，故黑干焦槁也。齿耳属肾，故甚也。如疮疡热极无液，则肉干焦而色黑也。然则水衰为热明矣，岂可反言寒耶！

故《仙经》以息为六字之气，应于三阴三阳。脏腑之六气，实则行其本化之字泻之，衰则行其胜己之字泻之，是为杀其鬼贼也。所谓六字之气者，肝吁、心呵、相火嘻、脾呼、肺呬、肾本吹也。故吹去肾寒则生热，呵去心热则生寒。故曰：春

---

① 题目据全文体例补。

② 体：四库本、人卫本均作"髓"。

不呼，夏不呬，秋不呴，冬不呵。四时常有唏，谓三焦无不足；八节不得吹，谓肾脏①难得实。然以吹验之，吹去肾水寒气，则阳热暴甚，而目瞑昏眩，虚为热证明矣，岂可反言肾虚为冷，而以热药养水耶？况水少不能胜火，又服热药，宁无损欤！

经言：以寒治热，谓寒养水而泻火；以热治寒，谓热助火而耗水也。经虽或言以热治热，谓病气热甚，能与寒药交争，而寒药难下，故反热服，顺其病热。热病既消，寒性乃发，则病热除愈。如承气汤，寒药反以热服之类是也。伤寒同法。经曰：寒因热用，热因寒用。亦是治热类也。故治病之道，泻实补衰，平而已矣。或谓病热为火实水虚，反言肾虚为冷，心迷正理，不敢用对证寒药，误以食前服其助阳热药，欲令下部水胜，退上焦心火，食后兼服微凉之药，而退火热，岂知十益不及一损也。病本热而无寒，又得热药，则病热转甚。食后虽服大寒之药，亦难解其势之甚也，况以微凉乎？岂不详热药证中，止言治寒助热，安有养水泻火之言哉！

经言：五脏以平为期。及夫一法，无问五脏生克兴衰，一概言热为实，寒为虚者，通言阳气之兴衰也。假令下部寒者，谓下焦火气之虚也，故以热药补之，非助肾水之药尔，由水虚不能反为寒也。凡诸疾之所起也，不必脏腑兴衰变动，相乘而病，但乘内外诸邪所伤，即成病矣。大凡治病必求所在，病在上者治其上，病在下者治其下，中外脏腑经络皆然。病气热则除其热，寒则退其寒，六气同法。泻实补虚，除邪养正；平则

---

① 脏：嘉靖本、四库本、人卫本均作"状"。

守常，医之道也。岂可见病已热，而反用热药，复言养水而胜心火者，可谓道在迩而求诸远，事在易而求诸难，深可戒哉！

所以或言肾虚而下部冷者，非谓肾水虚也。所谓肾有两枚，经曰：七节之傍，中有小心。杨上善注《太素》曰：人之脊骨有二十一节，从下第七节之傍，左者为肾，右者为命门，命门者，小心也。《难经》言：心之原，出于太陵[①]。然太陵穴者，属手厥阴包络相火，小心之经也。《玄珠》言刺太陵穴曰：此泻相火小心之原也。然则右肾命门为小心，乃手厥阴相火包络之脏也。《仙经》曰：先生右肾则为男，先生左肾则为女。谓男为阳火，女为阴水故也。或言女子左肾为命门者，误也。《难经》止言右肾为命门，男子以藏精，女子以系胞。岂相反也？然右肾命门小心，为手厥阴包络之脏，故与手少阳三焦，合为表里，神脉同出，见手右尺也。二经俱是相火，相行君命，故曰命门尔。故《仙经》曰：心为君火，肾为相火。是言右肾属火，而不属水也。是以右肾火气虚，则为病寒也。君相虽为二火，论其五行之气，则一于为热也。

夫五行之理，阴中有阳，阳中有阴。孤阴不长，独阳不成。但有一物，全备五行，递相济养，是谓和平。交互克伐，是谓兴衰，变乱失常，灾害由生，是以水少火多，为阳实阴虚，而病热也；水多火少，为阴实阳虚，而病寒也。故俗以热药欲养肾水、胜退心火者，岂不误欤！

至如或因恣欲而即病，或因久而成病者，俗以为元气虚损而病寒者，皆误也。然诸所动乱劳伤，乃为阳火之化，神狂气

---

① 太陵：即大陵。

乱，而为病热者多矣。故经言：消瘅热中，及夫热病，阴阳变易，房劳之病证也。所以热病未复，及大醉以不禁入房，而为祸甚速者，阳热易为暴甚故也。夫太乙天真元气，非阴非阳，非寒非热也。是以精中生气，气中生神，神能御其形也，由是精为神气之本。形体之充固，则众邪难伤，衰则诸疾易染，何止言元气虚而为寒尔？故老人之气衰，多病头目昏眩、耳鸣或聋、上气喘咳、涎唾稠粘、口苦舌干、咽嗌不利、肢体焦痿、筋脉拘倦、中外燥涩、便溺闷结，此皆阴虚阳实之热证也。俗悉言老弱为虚冷而无热也，纵见热证，虽云少水不胜多火，而反言肾水虚则为寒，此乃举世受误之由也。但须临时识其阴阳虚实，则无横夭之冤，慎不可妄以热药养其真气也哉（批：哉一本作或）。热耗其阴，盛衰失常，则邪热燥其真气，则真气何由生也。则真气何由生也。故《西山记》曰：饵之金石，当有速亡之患。《内经》言：石药发癫狂，热甚之所生也。或欲以温药平补者，《经》言：积温成热，则变生热疾。故药物不可妄服也。夫养真气之法，饮食有节，起居有常，不妄作劳，无令损害，阴阳和平，自有益矣。《仙经》虽有服饵之说，非其人不可也。况乎齐于气味平和无毒之物，但以调其气尔。夫①（批：夫一本作真）修道者，以内事为功，外事为行，非服饵而望成于道也。故《仙经》又曰：服饵不备五味四气，而偏食之，久则脏腑偏倾，而生其病矣。然则岂可误服热药，而求其益？所谓聋者，由水衰火实，热郁于上，而使听户玄府壅塞，神气不得通泄也。其所验者，《仙经》言双手闭耳如鼓音，是谓"鸣天鼓"也。

---

① 夫：嘉靖本、四库本、人卫本均作"真"。

由脉气流行，而闭之于耳，气不得泄，冲鼓耳中，故闻之也。或有壅滞，则天鼓微闻。天鼓无闻，则听户玄府闭绝，而耳聋无所闻也。故一法含浸针砂酒，以磁石附耳，欲导其气令通泄也。或问曰：聋既为热，或服干蝎、生姜、附子、醇酒之类辛热之物，而或愈者，何也？答曰：欲以开发玄府，而令耳中郁滞通泄也。故《养生方》言：药中其效，则如闻百攒笙[1]，音由阳气开冲耳中也。凡治聋者适其所宜，若热证已退，而聋不已者，当以辛热发之。三两服不愈者，则不可久服，恐热极而成他病耳！若聋有热证相兼者，宜以退风散热，凉药调之，热退结散而愈，然聋甚闭绝，亦为难矣。慎不可攻之过极，反伤正气。若非其病，不可服其药，饮食同法。当所宜者过度，则反伤正气，病已则止药，欲求不病无损而已矣。

故经云：大毒治病，十去其六；小毒治病，十去其七；常毒治病，十去其八；无毒治病，十去其九。谷肉果菜，食养尽之，勿令过度，反伤其正。不尽，行复如法。故曰：必先岁气，无伐天和，无实实，无虚虚，而遗人夭殃；无致邪，无失正，绝人长命。帝曰：其久病者，有气从而不康，病去而瘠，奈何？岐伯曰：昭乎哉，圣人之问也！化不可代，时不可违。夫经络以通，气血以复，复其不足，与众齐同，养之和之，静以待时，谨守其气，无使倾移，其形乃彰，生气乃长，命曰圣王。故《大要》曰：无代化，无违时，必养必和，待其来复，此之谓也。

呕涌溢食不下　火气炎上，胃膈热甚，则传化失常故也。

目昧不明　目赤肿痛，翳膜眦疡，皆为热也。及目膜[2]，俗

---

① 笙：四库本、人卫本均作"乐"。
② 膜：人卫本作"瞑"。

谓之眼黑，亦为热也。然平白目无所见者，热气郁之甚也。或
言目昧为肝肾虚冷者，误也。是以妄谓肝主于目，肾主瞳子，
故妄言目昧为虚而冷也。然肾水冬阴也，虚则当热；肝木春阳
也，虚则当凉。肾阴肝阳，岂能同虚而为冷者欤？或通言肝肾
之中，阴实阳虚，而无由目昧也。俗妄谓肝肾之气衰少，而不
能至于目也。不知经言热甚目瞑，眼黑也，岂由寒尔！又如仲
景言：伤寒病，热极则不识人，乃目妄①（批：妄一本作肓）也。
《正理》曰：由热甚怫郁于目，而致之然也。

　　然皮肤之汗孔者，谓泄气液之孔窍也。一名气门，谓泄气
之门也；一名腠理者，谓气液出行之腠道纹理也；一名鬼神②
（批：神一本作无）门者，谓幽冥之门也；一名玄府者，谓玄微府
也。然玄府者，无物不有，人之脏腑、皮毛、肌肉、筋膜、骨
髓、爪牙，至于世之万物，尽皆有之，乃气出入升降之道路
门户也。夫气者，形之上③（批：上一本作生），神之母，三才之
本，万物之元，道之变也。故元阳子解《清静经》曰：大道无
形，非气不足以长养万物，由是气化则物生，气变则物易，气
甚即物壮，气弱即物衰，气正即物和，气乱即物病，气绝即物
死。经曰：出入废，则神机化灭；升降息，则气立孤危。故非
出入，则无以生、长、化、收、藏，是以升降出入，无器不有。
人之眼、耳、鼻、舌、身、意、神识，能为用者，皆由升降出
入之通利也。有所闭塞者，不能为用也。若目无所见、耳无所
闻、鼻不闻臭、舌不知味、筋痿骨痹、齿腐、毛发堕落、皮肤

---

① 　妄：嘉靖本、四库本、人卫本均作"肓"，当是。

② 　神：人卫本无，据文义当为衍文。

③ 　上：嘉靖本、四库本、人卫本均作"主"。

不仁、肠不能渗泄者，悉由热气怫郁，玄府闭密而致，气液、血脉、荣卫、精神不能升降出入故也，各随郁结微甚，而察病之轻重也。

故知热郁于目，无所见也。故目微昏者，至近则转难辨物，由目之玄府闭小也，隔缣视物之象也。或视如蝇翼者，玄府有所闭合者也。或目昏而见黑花者，由热气甚，而发之于目，亢则害承乃制，而反出其泣，气液昧之，以其至近，故虽视而亦见如黑花也。及冲风泣而目暗者，由热甚而水化制之也。故经言：厥则目无所见。夫人厥则阳气并于上，阴气并于下。阳气并于上，则火独光也；阴气并于下，则足寒，足寒则厥^①也，夫一水不胜五火，故目眦而盲，是以冲风泣下而不止。夫风之中于目也，阳气内守于睛，是火气燔目，故见风泣下。

暴注 卒泻。君火义同。

瞤瘛 惕跳动也。火主动，故夏热则脉洪大而长，瞤瘛之象也。况脉者，心火之所养也。

暴病暴死 火性疾速故也。斯由平日衣服饮食，安处动止，精魂神志，性情好恶，不循其宜，而失其常，久则气变相为^②兴衰而无^③（批：无一本作为）病也。或心火暴甚，而肾水衰弱，不能制之，热气怫郁，心神昏冒，则筋骨不用，卒倒而无所知，是为僵仆也。甚则水化制火，热甚而生涎。至极则死，微则发过如故，至微者，但眩瞑而已。俗云暗风，由火甚制金不能平木，故风木自甚也。

---

① 厥：嘉靖本、人卫本均作"胀"，四库本作"肿"。

② 相为：嘉靖本、四库本、人卫本均无。

③ 无：嘉靖本、四库本、人卫本均作"为"。

或风热甚，而筋惕瘛疭，僵仆口出涎沫，俗云风痫病也。欲知病有兼风者，阴阳变化之道也。故阴阳相搏，刚柔相摩，五行相错，六气相荡，变而为病，则无穷矣。大法我子能制鬼贼，则己当自实，而与子同为病者，不必皆然，由乎六气阴阳同异不等故也。故经曰：风热火同，阳也；寒燥湿同，阴也。又燥湿小异也，然燥金虽属秋阴，而异于寒湿，故反同其风热也。故火热胜，金衰而风生，则风能胜湿，热能耗液而反燥①，阳实阴虚，则风热胜于水湿，而为燥也。凡人风病，多因热甚，而风燥者，为其兼化，以热为其主也。俗云风者，言未②（批：未一本作末）而忘其本也。所以中风瘫痪者，非谓肝木之风实甚，而卒中之也。亦非外中于风尔。由乎将息失宜，而心火暴甚，肾水虚衰，不能制之，则阴虚阳实，而热气怫郁，心神昏冒，筋骨不用，而卒倒无所知也。多因喜、怒、思、悲、恐之五志，有所过极，而卒中者，由五志过极，皆为热甚故也。若微则但僵仆，气血流通，筋脉不挛，缓者发过如故。或热气太甚，郁结壅滞，气血不能宣通，阴气暴绝，则阳气后竭而死。俗谓中，不过尔。或即不死而偏枯者，由经络左右双行，而热甚郁结，气血不得宣通，郁极乃发，若一侧得通，则痞者痹，而瘫痪也。其人已有怫热郁滞，而气血偏行，微甚不等，故经言：汗出偏沮，令人偏枯。然汗偏不出者，由怫热郁结，气血壅滞故也。人卒中则气血不通，而偏枯也。

所谓肥人多中风者，盖人之肥瘦，由血气虚实使之然也。气为阳而主轻微、血为阴而主形体。故西方金、北方水，为阴

① 燥：嘉靖本、四库本均作"寒"。
② 未：嘉靖本、四库本、人卫本均作"末"，当是。

而刚也；东方木、南方火，为阳而柔也。故血实气虚则肥，气实血虚则瘦，所以肥者能寒不能热，瘦者能热不能寒。由寒则伤血，热则伤气，损其不足，则阴阳愈偏，故不能也。损其有余者，平调是故能之矣。故瘦者腠理疏通，而多汗泄，血液衰少，而为燥热，故多为劳嗽之疾也。俗以为卒暴病甚，而为热劳，徐久病微，而为冷劳者，是以迟缓为言，而病非冷也，识其证候，为热明矣，但热有微甚而已。或言肥人多中风由气虚，非也。所谓腠理致密，而多郁滞，气血难以通利，若阳热又甚而郁结，故卒中也。故肥人反劳者，由暴然亡液，损血过极故也。瘦人反中风者，由暴然阳热太甚，而郁结不通故也。

所谓中风口噤，筋脉紧急者，由阳热暴甚于内，亢则害承乃制，津液涌溢，聚于胸膈，热燥以为痰涎。初虞世言：涎者，乃遍身之脂脉津液也。然阳实阴虚，而风热太甚，以胜水湿，因而成燥。肝主于筋，而风气自甚，又燥热加之，液还聚于胸膈，则筋太燥也。然燥金主于收敛劲切、紧涩，故为病筋脉劲强紧急，而口噤也。

或破伤中风亦同，但以从微至甚，而不偏枯也。夫破伤中风之由者，因疮热甚郁结，而荣卫不得宣通，怫热因之，遍体故多发白痂，是时疮口闭塞，气难通泄，故阳热易为郁结，而热甚则生风也。不已则表传于里，亦由面首触冒寒邪，而怫热郁甚，周身似为伤寒之疾，不解则表传于里者也。但有风热微甚兼化，故殊异矣。大法破伤中风，风热燥甚，怫郁在表，而里气尚平者，善伸数欠，筋脉拘急，或时恶寒，或筋惕而搐，脉浮数而弦也。宜以辛热治风之药，开冲结滞，荣卫宣通而愈。由伤寒表热怫郁，而以麻黄汤辛热发散者也。凡用辛热开冲风热结滞，或以寒药佐之犹良，免（批：免一本作尤）致药不中病，而风热转甚也。犹《伤寒论》热药发表不中效，则热转甚也。故夏热用麻黄、桂枝汤类热药发表，须加寒药，不然则热甚发黄，或斑出矣。故发表诸方，佐以黄芩、石膏、知母、柴胡、地黄、芍药、栀子、茵陈、葱白、豆豉之类寒药，消息用之。如世以甘草、滑石、葱、豉寒药发散甚妙，是以甘草甘能缓急，湿能润燥；滑石淡能利窍，滑能通利；葱辛甘微寒；豉咸寒润燥，皆散结、缓急、润燥、除热之物。因热服之，因热而玄府郁结宣通，而怫热无由再作，病势虽甚，而不得顿愈者，亦获小效，而无加害尔。此方散结，无问上下中外，但有益而无损矣。结散之方，何必辛热而已耶！若破伤中风，表不已而渐入于里，则病势渐甚。若里未太甚，而脉在肌肉者，宜以退风热、开郁滞之寒药调之，或以微加治风辛热亦得，以意消息，不可妄也。此犹伤寒病势，半在表半在里，而以小柴胡汤和解之也。若里势已甚，而舌强口噤、项背反张、惊搐惕搦、涎唾稠粘、胸腹满塞，而或便溺闷结，或时汗出，脉洪数而弦也。然汗出者，由风热郁甚于里，而表热稍罢，则腠理疏泄，而心火热甚，故汗出也。大法风热怫郁，因汗当解。今不解者，若里热出之于表，因汗而结散热去，则气和而愈也。今风热郁甚于里，而非出之于表，故虽汗泄，而热不退，则不能解也。犹阳明证热甚于里，而日晡潮热，大汗虽出，热不退而不能解也，故当大承气汤下之其里热也。是以亢则害承乃制，而今火热极甚，筋劲急而口噤尔。风热加之，故惊而搐也。风、热、燥并郁甚于里，故烦满而或闷结也。法宜除风散结，寒药下之，以使郁滞流通，而后以退风热，开结滞之寒药调之，而热退结散，则风自愈矣。呜呼！俗医所治破伤中风，不明浅深，但以辛热燥药，任其天命而已！若始觉风热郁结于表，而里尚平未传也，或以寒物佐之亦佳。如灵宝丹治风痹，虽用硫黄、钟乳、木香、桂心之类辛热，是亦能令开结也，佐以牛黄、脑子、苦参、芒硝之类寒物，以使结散而无复郁也。况至宝丹乃散风热郁痹之寒药也。凡治风热结滞，宜戒热药过甚。凡破伤中风，宜早令导引摩按。自不能者，令人以屈伸按摩挽之，使筋脉稍得舒缓，而气得通行，及频以橛斡牙关，勿令口噤，若紧噤之，则常以橛当之，及频斡之，勿损牙齿，免致口噤不开，而粥药不能下也。及风痫之发作者，由热甚而风燥为其兼化，涎溢胸膈，燥烁而瘛疭、昏冒、僵①仆也。或惊风者，亦由心火暴甚，而制金不能平木②，故风火相搏。而昏冒、惊悸、潮搐也。凡此诸证，皆由热甚而生风燥，各有异者，由风、热、燥各微甚不等故也。

所谓中风或筋缓者，因其风热胜湿而为燥，乃燥之甚也。然筋缓不收而痿痹，故诸膹郁病痿，皆属金肺，乃燥之化也。如秋深燥甚，则草木痿落而不收，病之象也。是以手得血而能握，足得血而能步。夫燥之为病，血液衰少也，而又气血不能通畅，故病然也。或云：筋挛有力，则为实热，筋缓不收，则为虚寒者；或谓寒主收引，而热主舒缓，则筋挛为寒，筋缓为热者，皆误也。凡治诸风方，通言主疗筋脉挛缓，岂分寒热虚实之异耶！但有微甚而已。故诸筋挛，虽势恶而易愈也；诸筋缓者，难以平复，明可知也。或云：中风为肝木实甚，则大忌脏腑脱泄。若脾胃土气虚损，则土受肝木鬼贼之邪，而当死也，

---

① 僵：四库本作"颠"。
② 平木：四库本作"生化"。

当以温脾补胃，令其土实，肝木不能克，乃治未病之法也。所谓似是而非者也。或云：脾为中州而当温者，亦误也。所以寒、暑、燥、湿、风、火之六气，应于十二经络、脏腑也，以其本化，则能补之；相反之者，则能泄之。然脾胃土本湿也，湿气自甚，则为积饮痞隔，或为肿满，以药燥去其湿，是谓泻其脾胃土之本也；或病燥热太甚，而脾胃干涸成消渴者，土湿之气衰也，宜以寒温之药，补阴泻阳，除热润燥，而土气得其平，是谓补其脾土之本也。故仲景言：伤寒里热太甚，而胃中干涸烦渴者，急下之，救其胃气。方用甘草、大黄、芒硝大寒之药，谓之调胃承气汤者，达其至理也。

所以阴阳异用，而寒湿同性，然土为阴，故异于风、热、燥也。土为万物之母，水为万物之元，故水土同在于下，而为万物之根本也。地干而无水湿之性，则万物根本不润，而枝叶衰矣。

经言：动物神机为根在于中。故食入于胃，而脾为变麻（批：麻一本作磨）[1]，布化五味，以养五脏之气，而养荣百骸，固其根本，则胃中水谷润泽而已，亦不可水湿过与不及，犹地之旱涝也。故五脏六腑、四肢百骸，受气皆在于脾胃，土湿润而已。经言：积湿成热。岂可以温药补于湿土也？温属春木，正以胜其土湿尔！或以脏腑不分六气，而为假令之湿，一概言阳气甚而热为实，阳气衰而寒为虚者，乃寒热阴阳之虚实，而非五行兴衰克伐之道也。然脏腑经络，不必本气兴衰，而能为其病，六气互相干而病也。假令胃寒为虚冷者，是胃中阴水实，而阳

---

① 麻：嘉靖本、四库本、人卫本均作"磨"。

火虚也，当以温补胃中阳火之虚，而退其阴水之实，非由胃土本虚，而补其湿也。夫补泻脾胃之本者，燥其湿则为泻，润其燥则为补。今夫土本湿也，若阳实阴虚，风热胜其水湿而成燥者，则为水湿衰也，可以退风散热，养液润燥，而救其已衰之阴湿，若反以温补，欲令脏腑而无壅塞，不亦妄谬之甚耶！

　　或言中风由肾水虚冷者，误也。盖阴水既衰，则阳火自甚而热，岂能反为寒者耶？以证验之，则为热明矣。或云：中风既为热甚，治法或用乌附之类热药，何也？答曰：欲令药气开通经络，使气血宣行，而无壅滞也。然亦以消风热、开结滞之类寒药佐之，可以制其药之热也。若服峻热药，而热证转加者，不可服也。郁结不通，而强以攻之，则阴气暴绝而死矣。故诸方之中，至宝、灵宝丹，最为妙药。今详本草言至宝丹之药味，合而为一，乃寒药尔；灵宝丹虽用温热之味，而复用寒物制之，参而为一，亦平药也。况皆能散风壅、开结滞，而使气血宣通，怫热除而愈矣。世方虽有治风之热药，当临时消息，适其所宜，扶其不足，损其有余。慎不可但以峻热攻痹，而反绝其已衰之阴气也。

燥类

　　诸涩，枯涸干劲，皴揭，皆属于燥。（阳明燥金乃肺与大肠之气也。）

　　涩　物湿则滑泽，干则涩滞，燥湿相反故也。如遍身中外涩滞，皆属燥金之化，故秋脉濇，濇，涩也。或麻者，亦由涩也，由水液衰少而燥涩，气行壅滞，而不得滑泽通利，气强攻冲，而为麻也。如平人抑其手足，则其气顿行之甚，而涩滞壅碍，不得通利而麻。亦犹鼓物之象也，其不欲动者，动则为阳，使气行之转甚，故转麻也。俗方治麻病，多用乌、附者，令气行之暴甚，以故转麻。因之冲开道路，以得通利，药气尽则平，气行通而麻愈也。然六气必不一气独为病，气有相兼，若亡液为燥，或麻无热证，即当此法。或风热胜湿为燥，因而病麻，则宜以退风散热、活血养液、润燥通气之凉药调之，则麻自愈也。治诸燥涩，悉如此法。

枯涸干劲①　枯，不荣生②也；涸，无水液也；干，不滋润也；劲，不柔和也。春秋相反，燥湿不同故也。大法身表热为热在表，渴饮水为热在里。身热饮水，表里俱有热；身凉不渴，表里俱无热。经所不取火化渴者，谓渴非特为热。如病寒吐利，亡液过极，则亦燥而渴也；虽病风热，而液尚未衰，则亦不渴，岂可止言渴为热，而不渴为寒也？夫燥渴之为病也，多兼于热，故《易》曰：燥万物者，莫熯乎火。今言渴为燥，则亦备矣。如大法身凉不渴，为表里俱无热，故不言为寒也。谓表里微热，则亦有身不热而不渴者，不亦宜乎！

皴揭　皮肤启裂也。乾为天，而为燥金；坤为地，而为湿土。天地相反，燥湿异用，故燥金主于紧敛，所以秋脉紧细而微；湿土主于纵缓，所以六月其脉缓大而长也。如地湿则纵缓滑泽，干则紧敛燥涩，皴揭之理，明可见焉。俗云皴揭为风者，由风能胜湿，而为燥也。经曰：厥阴所至为风府、为璺③启。由

---

① 题目据全文体例补。
② 生：四库本作王，王通旺。
③ 璺（wèn 问）：裂纹。

风胜湿而为燥也。所谓寒月甚而暑月衰者，由寒能收敛，腠理闭密，无汗而燥，故病甚也。热则皮肤纵缓，腠理疏通而汗润，故病衰也。或以水湿皮肤，而反喜皴揭者，水湿自招风寒故也。

寒类

诸病上下所出水液，澄澈清冷，癥，瘕，癩疝，坚痞腹满急痛，下利清白，食已不饥，吐利腥秽，屈伸不便，厥逆禁固，皆属于寒。（足太阳寒水乃肾与膀胱之气也。）

澄澈清冷 湛而不浑浊也。水体清净，而其气寒冷。故水谷不化，而吐利清冷，水液为病，寒也。如天气寒，则浊水自澄清也。

癥 腹中坚硬，按之应手，谓之癥也。《圣惠方》谓：癥，犹徵也。然水体柔顺，而今反坚硬如地，亢则害，承乃制也。故病湿过极则为痉，反兼风化制之也；风病过极则反燥，筋脉劲急，反兼金化制之也；病燥过极则烦渴，反兼火化制之也；病热过极而反出五液，或为战栗恶寒，反兼水化制之也。其为治者，但当泻其过甚之气，以为病本，不可反误治其兼化也。然而兼化者，乃天机造化，抑高之道，虽在渺冥恍惚之间，而有自然之理，亦非显形而有气也。病虽为邪，而造化之道在其中矣。夫五行之理，甚而无以制之，则造化息矣。如风木旺而多风，风大则反凉，是反兼金化，制其木也。大凉之下，天气反温，乃火化承于金也。夏火热极，而体反出（批：出一本作五）液，是反兼水化，制其火也。固而湿蒸云雨，乃土化承于水也。雨湿过极，而兼烈风，乃木化制其土也。飘骤之下，秋气反凉，乃金化承于木也。凉极而万物反燥，乃火化制其金也。因而以为冬寒，乃水化承于火也。寒极则水凝如地，乃土化制其水也。凝冻极而起东风，乃木化承土而周岁也。凡不明病之标本者，由未知此变化之道也。

　　痂　腹中虽硬，而忽聚忽散，无有常准，故《圣惠方》云：痂，犹假也。以其病痂未成癥也。经注曰：血不流而寒薄[1]，故血内凝而成痂也。一云：腹内结病也。经曰：小肠移热于大肠，为虑痂为沉。注曰：小肠热已移入大肠，两热相搏，则血溢[2]（批：溢一本作液）而为伏痂也。血涩不利，则月事沉滞而不行，故云虑痂为沉。虑与伏同，痂一为疝，传写误也。然则经言：痂病亦有热者也，或阳气郁结，怫热壅滞，而坚硬不消者，非寒癥痂也，宜以脉证别之。

　　癫疝　少腹控卵，肿急绞痛也。寒主拘缩故也。寒极而土化制之，故肿满也。经言：丈夫癫疝，谓阴气连少腹急痛也。故言妇人少腹肿，皆肝足厥阴之脉也。经注曰：寒气聚而为疝也。又按《难经》言：五脏皆有疝，但脉急也。注言：脉急者，寒之象也。然寒则脉当短小而迟，今言急者，非急数而洪也。由紧脉主痛（批：痛一本作病），急为痛甚，病寒虽急，亦短小也。所以有痛而脉紧急者，脉为心之所养也。凡六气为痛，则心神不宁，而紧急不得舒缓，故脉亦从之而见也。欲知何气为其痛者，适其紧急相兼之脉而可知也。如紧急洪数，则为热痛之类也。又经言：脾传之肾，病名曰疝痂，少腹烦冤而痛，出白蛊。注言：少腹痛，溲出白液也，一作客热内结，销烁脂肉，如虫

----

① 薄：通迫。

② 溢：嘉靖本作“液”。

之食，故名白蛊也。然经之复言热为疝瘕，则亦不可止言为寒，当以脉证别之。

坚痞腹满急痛　寒主拘缩，故急痛也。寒极则血脉凝涩[①]，而反兼土化制之，故坚痞而腹满也。或热郁于内，而腹满坚结痛者，不可言为寒也。

下利清白　水寒则清净明白也。

食已不饥　胃热则消谷善饥，故病寒则食虽已，而不饥也，胃膈润泽，而无燥热故也。或邪热不杀谷，而腹热胀满，虽数日不食而不饥者，不可言为寒也。由阳热太甚而郁结，传化失常，故虽不食，而亦不饥。亦犹病热虽甚，而无困倦。病愈而始困无力，由实热之气去也。

吐利腥秽　肠胃寒而传化失常。我子能制鬼贼，则己当自实。故寒胜火衰金旺而吐利腥秽也。腥者，金之臭也。由是热则吐利酸臭，寒则吐利腥秽也。亦犹饭浆，热则易酸，寒则水腥也。

屈伸不便，厥逆禁固　阴水主于清净，故病寒则四肢逆冷，而禁止坚固，舒卷不便利也。故冬脉沉短以敦，病之象也。

或病寒尚微，而未至于厥逆者，不可反以为热；或热甚而成阳厥者，不可反以为病寒也。然阴厥者，元病脉候，皆为阴证，身凉不渴，脉迟细而微，未尝见于阳证也；其阳厥者，元病脉证，皆为阳证，热极而反厥，时复反温，虽厥而亦烦渴谵妄，身热而脉数也。若阳厥极深，而至于身冷，反见阴脉，微欲绝者，止[②]为热极而欲死也。俗皆妄谓变成阴病，且曰阴阳

① 涩：四库本、人卫本均作"沍"。沍（hù 户）：闭塞，冻结。

② 止：四库本、人卫本均作"此"。

寒热反变，而不可测也。仍取阳主于生，阴主于死之说，急以火艾热药，温其表里，助其阳气，十无一生。俗因之以为必死之证，致使举世大惧阴证，而疑似阴者，急以温之，唯恐救之不及，而反招暴祸。岂知热病之将死者，鲜有逃于此证也。殊不知"一阴一阳之谓道，偏阴偏阳之谓疾"。阴阳以平为和，而偏为疾。万物皆以负阴抱阳而生，故孤阴不长，独阳不成。是以阳气极甚，而阴气极衰，则阳气怫郁，阴阳偏倾，而不能宣行，则阳气蓄聚于内，而不能营运于四肢，则手足厥冷，谓之阳厥。故仲景曰：热深则厥亦深，热微则厥亦微。又曰：厥当下之，下后厥愈。为以除其里之热也。故病热甚则厥，又以失下则热甚，而反为阴证，非反变为寒病尔。

夫病之传变者，谓中外、上下、经络、脏腑部分，而传受为病之邪气也，非寒热阴阳之反变也。法曰：阴阳平则和，偏则病。假令阳实阴虚，为病热也，若果变而为寒，则比之热气退去，寒欲生时，阴阳平而当愈也。岂能反变之为寒病欤？然虽《疟论》言"阴胜则寒，阳胜则热"者，谓里气与邪热并之于表，则为阳胜而发热也。表气与邪热并之于里，则为阴胜而寒栗也。由表气虚而里气热，亢则害，承乃制，故反战栗也。大抵本热，非病寒也。或伤寒病寒热往来者，由邪热在表而浅，邪恶其正，故恶寒也，邪热在里而深，邪甚无畏，物恶其极，故不恶寒而反恶热也；表里进退不已，故为寒热往来也。此气不并于表里，故异于疟，而寒热微也。皆热传于表里之阴阳，而非病气寒热之阴阳反变也。或病热而寒攻过极，阳气损虚，阴气暴甚，而反为寒者，虽亦有之，因药过度而致之，非自然寒热之反变也。

夫六气变乱而为病者，乃相兼而同为病。风、热、燥同，多兼化也；寒、湿性同，多兼化也，性异而兼化者，有之，亦已鲜矣。或制甚而兼化者，乃虚象也。如火热甚而水化制之，反为战栗者，大抵热甚，而非有寒气之类也。故渴为热在里，而寒战反渴引饮也。又如以火炼金，热极而反化为水，虽化为水，止为热极而为金汁，实非寒水也。

或燥热太甚，而肠胃郁结，饮冷过多，而痞隔不通，留饮不能传化、浸润而寒极，蓄于胃中。燥热太甚，郁于胸腹，而膜胀满、烦渴不已，反令胃膈冷痛，呕哕浆水，而水浆难下。欲止其渴，而强饮于水，则满痛、呕哕转甚，而渴亦不止；不强饮之，则烦渴不可以忍，令人烦冤闷绝，而但欲死。若误治之，即死不治，亦为难已。每用大承气汤热服，下咽而肠胃郁结痞膈，即得宣通，而留饮传化浸润，则寒湿散去，肠胃之外，得其润泽，热退而烦渴、满痛、呕哕遂止。须臾得利而已矣。

然而病诸气者，必有所因，病本热而变为寒者，实亦鲜矣。大凡阳实则脉当实数，而身热烦渴，热甚则为阳厥，至极则身冷脉微，而似阴证，以至脉绝而死。故阳病见阴脉者死，谓其脉近乎绝也。病虽热甚而不已，则必须厥冷而脉微，以致身冷脉绝而死矣。或病本热势太甚，或按法治之不已者，或失其寒药调治，或因失下，或误服热药，或误熨、烙、熏、灸，以使热极，而为阳厥者，以承气汤之类寒药下之，热退而气得宣通，则厥愈矣。慎不可用银粉、巴豆，性热大毒丸药下之，而反耗阴气，而衰竭津液，使燥热转甚，而为懊憹、喘满、结胸，腹痛下利不止、血溢血泄，或为淋闷发黄、惊狂谵妄，诸热变证不可胜举。由此为破癥瘕坚积之药，非下热养阴之药也。古人谓治伤寒热病，若用银粉、巴豆之类丸药下之，则如刀剑刃人也。及尝有阳厥而尚不下，以至身冷脉微，而似阴证，反误以热药投之，病势转甚，身冷脉微而欲绝，唯心胸微暖，昏冒不知人事而不能言，主病者或欲以暖药急救其阳，恐阳气绝而死也。答曰：此因热极失下，反又温补而致之。若又以热药助其阳气，则阴气暴绝，阳气亦竭而死，阳气何由生也？或又曰：何不急下之？答曰：此阳胜伐阴，而阴欲先绝，则阳亦将竭矣。于此时而下之，则阴阳俱绝而立死矣，不救亦死。但及于期则缓而救之，则当以寒药养阴退阳，但不令转泻，若得阴气渐生，则可救也。宜用凉膈，一服则阴气可以渐生。何以知之？盖以候其心胸温暖渐多，而脉渐生尔。终日三服，其脉生，至沉数而实，身表复暖，而唯厥逆，与水善饮，有时应人之问，谵妄而舌强难言，方以调胃承气汤下之，获汗而愈。所谓寒药反能生脉，而令身暖者，由阳实阴虚，欲至于死，身冷脉微，今以寒药养阴退阳，而复不至于死故也。

大凡治病，必先明其标本。标者末也；本者根元也。故经言：先病为本，后病为标。标本相传，先以治其急者。又言：六气为本，三阴三阳为标，故病气为本，受病经络脏腑谓之标也。夫标本微甚，治之逆从，不可不通也。故经言：知逆与从，正行无问，明知标本，万举万当，不知标本，是谓妄行。阴阳之逆从，标本之谓道也。斯其理欤？

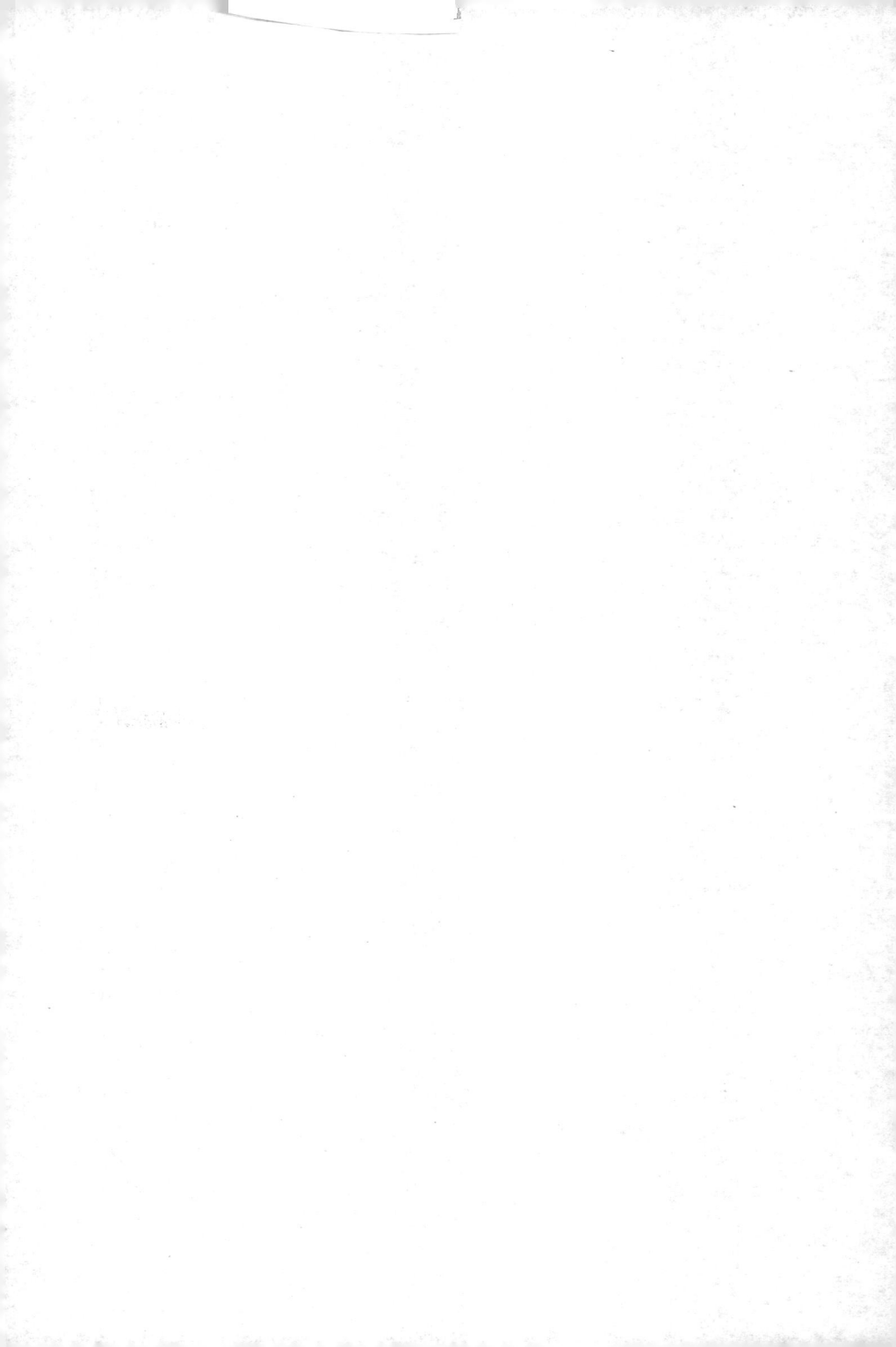